Avaliação Postural

A premissa do sucesso para seu atendimento

AVALIAÇÃO POSTURAL
A premissa do sucesso para seu atendimento

Janaína Cintas

Sarvier, 1ª edição, 2019

Revisão: Maria Ofélia da Costa

Retrato autora: Vitor Guilherme Alves da Cunha

Revisão e diagramação: Priscila Cunha Castro

Capa: Vitor Guilherme Alves da Cunha

Ilustrações: Vitor Guilherme Alves da Cunha

Fotos: Vitor Guilherme Alves da Cunha

Modelo: Gabriela Wagner Feiteira – Fisioterapeuta e Instrutora do Grupo Voll Pilates

Apoio: Grupo Voll Pilates

Nenhuma parte pode ser duplicada ou reproduzida sem expressa autorização do Editor.

sarvier

Sarvier Editora de Livros Médicos Ltda.
Rua dos Chanés 320 – Indianópolis
04087-031 – São Paulo – Brasil
Telefone (11) 5093-6966
sarvier@sarvier.com.br
www.sarvier.com.br

Dados Internacionais de Catalogação na Publicação (CIP)
(Câmara Brasileira do Livro, SP, Brasil)

Cintas, Janaína
 Avaliação postural : a premissa do sucesso para seu atendimento / Janaína Cintas. -- São Paulo : Sarvier, 2019.

 Bibliografia.
 ISBN 978-85-7378-266-0

 1. Fisioterapia 2. Postura 3. Postura – Distúrbios – Diagnóstico I. Título.

19-23803   CDD-613.78

Índices para catálogo sistemático:

1. Avaliação postural : Promoção da saúde 613.78

Maria Alice Ferreira - Bibliotecária – CRB-8/7964

Avaliação Postural
A premissa do sucesso para seu atendimento

Janaína Cintas

Escritora, Bicampeã mundial de BMX e Fisioterapeuta graduada pela Universidade da Cidade de São Paulo. Posteriormente aperfeiçoou em Gerontologia na Pós-Graduação da Universidade Federal do Estado de São Paulo. Subsequentemente se especializou em Cadeias Fisiológicas do Método Busquet, RPG de Philippe Souchard. Estudiosa das relações viscerais com a pressão intra-abdominal. Formou-se em Pilates e Pilates Aéreo pela Escola de Madrid. Trabalhou como fisioterapeuta no Hospital Albert Einstein e atualmente faz parte do Grupo Voll Pilates, onde ministra cursos e palestras. Janaína também é autora do Livro Cadeias Musculares do Tronco lançado em 2015 em Madrid e no Brasil, A Ciência do Pilates em 2017 pela Sarvier Editora de Livros Médicos Ltda.

sarvier

Agradecimentos

A Deus, por todas as oportunidades que me tem concedido, ao meu pai, a toda minha família, por todo carinho e respeito transmitidos.

Em especial ao meu amor, companheirismo e fidelidade eternos, obrigada pelo encorajamento, sem você não seria possível.

Aos meus pacientes, que tanto me ensinam por meio de seus corpos e palavras acolhedoras de gratidão.

Aos meus alunos queridos, pela confiança.

A Larissa, Marjorie, Otto, Melissa e Gael, razões maiores da minha existência.

Gratidão, Janaína Cintas

Sumário

Capítulo 1	Introdução	1
Capítulo 2	Avaliação	5
Capítulo 3	Avaliação postural estática	13
Capítulo 4	Avaliação das cicatrizes	29
Capítulo 5	Interpretando os achados na avaliação estática	37
Capítulo 6	Avaliação respiratória	47
Capítulo 7	Avaliação das cadeias musculares	51
Capítulo 8	Avaliação da pressão intracavitária	55
Capítulo 9	Problemas com avaliação postural estática	73
Capítulo 10	Avaliação postural dinâmica	77
Capítulo 11	Tipos de joelho (valgo e varo)	97
Capítulo 12	Zona primária da lesão	107
Capítulo 13	Anatomia e biomecânica do ombro	113
Capítulo 14	Anatomia e biomecânica do quadril	129
Capítulo 15	Avaliação das amplitudes dos movimentos articulares	137
Capítulo 16	Unidade cervical	149
Capítulo 17	Testes especiais	153
Conclusão		167
Referências bibliográficas		171

CAPÍTULO 1

Introdução

Para uma boa avaliação é necessário colhermos o máximo possível de informações do indivíduo que será avaliado. Entre as informações necessárias, dados completos de todos os sistemas corporais são extremamente importantes para que ao final da avaliação possamos entender claramente as condições existentes nesse corpo. Lembrem-se, o sucesso de qualquer programa de reabilitação depende de uma plena compreensão do corpo que será alvo do seu trabalho, caso contrário estaremos fadados ao insucesso.

Após os dados obtidos por meio da avaliação, é, sobretudo, de suma importância sabermos compreender e cruzar esses dados. Nesse sentido, a interpretação correta da avaliação é a grande base para o planejamento de aulas, condicionamento ou ainda reabilitação desse corpo.

Para Madame Godelieve Denys Struyf, criadora do Método GDS, que leva as iniciais de seu nome, para uma boa avaliação o mais importante é o profissional aprender a ver. Todo profissional do movimento deve saber ver. Treine seu olhar, fará toda a diferença para uma avaliação bem detalhada e de qualidade.

Entendendo as 3 leis biomecânicas:

O conhecimento da biomecânica te ajuda a fornecer um atendimento individualizado e de qualidade aos seus alunos. Porém, de nada adianta conhecer protocolos prontos e informações decoradas. Minha proposta é desenvolver um conhecimento crítico com embasamento teórico.

Sem compreender as bases biomecânicas não conseguiremos aplicar nossos conhecimentos aos alunos e/ou pacientes. Quer se tornar um profissional diferenciado, que consegue atender de acordo com os desequilíbrios individuais do seu paciente e/ou aluno? Então invista em conhecimento.

Hoje venho te trazer 3 leis que regem o funcionamento das cadeias musculares e de todo o corpo. Elas influenciam na formação da doença ou lesão do aluno e serão essenciais para resolver o problema. Isso porque todas as soluções encontradas para os desequilíbrios do corpo seguem essas leis.

O corpo obedece a algumas leis ao criar compensações biomecânicas. Devemos conhecê-las para compreender bem o funcionamento das cadeias musculares.

1. **Lei do equilíbrio** – o equilíbrio corporal é sempre prioridade em todas as suas dimensões.
2. **Lei do conforto** – o funcionamento de um corpo será sempre confortável, ou seja, sem dor.
3. **Lei da economia** – o corpo faz de tudo para não sofrer, mesmo que comprometa a simetria corporal, de forma a não gerar gasto excessivo de energia.

CAPÍTULO 2
Avaliação

Devemos primeiramente indagar ao indivíduo quais seus objetivos (ganho de força, melhora postural, emagrecimento) ou queixas (dores, desconforto, lesões).

Nesse instante ele já estará sob nossa atenta observação: como ele se senta, seu gestual, seu modo de falar, sua expressão quando exprime sua dor, caso haja. Tudo é importante e precisa ser anotado, desde o momento que adentra nosso serviço. E aí segue uma dica, busque seu aluno ou paciente na sala de espera, casa haja, porque a partir desse momento seus olhos já estarão atentos sobre seus gestuais de marcha, sedestação, como ele se levanta ou, mesmo, como te cumprimenta.

Por exemplo, como sabemos que a cadeia muscular de flexão ou anteromediana tem sua origem no assoalho bucal, segundo madame Godelieve Denys Struf e Leopold Busquet. Caso notemos alterações de fala, possíveis prognatismo, anquiloglossia (língua presa) nesse indivíduo, já temos uma pista importante para uma possível tensão nessa cadeia muscular, o que nos servirá para ao final da avaliação fecharmos os objetivos, diagnósticos e condutas diante do caso.

Caso utilize, ou já tenha utilizado, aparelho nos dentes, é outro fator de extrema importância, porque a partir desse dado saberemos que estamos lidando com um corpo, que já possui suas próprias tensões internas, externas e outra força que lhe está sendo imposta atuando em seus dentes e crânio.

Nada pode escapar aos nossos instintos nessa hora. Lembrar que as grandes descobertas foram feitas em *insights* de conhecimentos por meio da observação atenta dos nossos grandes gênios antecessores, já que a tecnologia de avaliação não era algo desenvolvido há pouquíssimo tempo.

Lembrar também, agora, que já sabemos que lidamos com um corpo viscerado, começaremos a avaliação sabendo que as questões viscerais deverão ser investigadas. Quanto às questões viscerais, faço um adendo: se perguntarmos ao indivíduo como anda sua saúde no geral, ele dirá que está tudo bem. Logo, insista e fragmente sua pergunta.

Vou explicar a seguir o porquê e como. Devo falar ainda que não somos médicos e, portanto, não diagnosticamos doenças, nossa busca se dá por tensões viscerais. O fato de estarmos diante de uma questão visceral não indica doença em si. E, nesse momento, quero deixar bem claro aqui que não estou propondo um protocolo de avaliação postural, mas sim uma sugestão de como ela poderá ser realizada de maneira otimizada e clara.

A entrevista ou anamnese

Seguem algumas sugestões de como aplicá-las na prática:
- Como anda sua deglutição?
- Engasga com frequência, sobretudo quando come um alimento sólido e muito seco?
- Sente dores de cabeça frequentemente?

Caso a resposta para algumas dessas perguntas seja sim, indica tensão na deglutição, portanto, músculos cervicais tensos. Já se estivermos diante de cefaleias de repetição, tensões cranianas que devem ser investigadas mais a fundo. Por exemplo, se o indivíduo já sofreu trauma na cabeça, se tem histórico de meningite e principalmente as questões da articulação temporomandibular (ATM) e questões que envolvem a má oclusão dentária.

- Já teve problemas pulmonares: pneumonia, bronquiolite, asma ou bronquite?

É possível que você ouça que não, insista!

- Nem quando criança?

Não podemos nunca esquecer que o corpo obedece a três leis: do conforto, da economia e do equilíbrio. Portanto, uma doença, mesmo que antiga, pode ser o início para o corpo começar a se reequilibrar diante desse problema.

Se tivemos pneumonia, esse corpo esteve sujeito durante determinado período a uma força centrífuga, já que os sinais flogísticos são: dor, calor, rubor e edema.

Sendo o órgão sempre prioridade, segundo o Dr. Andrew Taylor Still, criador da Osteopatia, a estrutura determina a função, o que obriga a pensar que esse arcabouço costovertebral foi obrigado a ceder espaço para esse aumento da massa pulmonar.

Um quadro asmático geraria, ao contrário, um corpo que esteve ou está sob tensão centrípeta desde então.

Madame Thérèse Bertherat diz em um de seus livros que os músculos são como paredes de uma casa que tudo ouvem e tudo veem, ficando nessas paredes, que são os músculos, a memória de todo o ocorrido durante a vida. Nessa bela frase simbólica ela se refere brilhantemente à nossa memória corporal, estritamente ligada à imagem mental. Os problemas viscerais pulmonares podem gerar desequilíbrios importantes, gerando falta de mobilidade torácica e, em consequência, enrijecimento dos tecidos circundantes osteomusculares, privação de oxigenação local e como resposta dor, além de retrações diafragmáticas importantes. Eles interferem diretamente na relação respiratória, gerando desequilíbrios importantes, seja na entrada do ar (forças centrípetas), seja na eliminação do CO_2 (forças centrífugas). Outro fator importante que deve ser avaliado é como esse indivíduo respira com o aumento do estresse gerado pela vida moderna, muitas pessoas respiram mal, simplesmente, por ansiedade.

- Como iniciou a dor musculoesquelética, caso exista? Como é essa dor? Defina-a, queima, arde, tem irradiações?

Caso a resposta seja sim, já atentamos por estar diante de uma dor que pode ter por origem compressão nervosa.

- Em que hora do dia sente mais dor? Acorda com a dor mais forte?

Indicativo de dor de origem visceral, pois não faz sentido passarmos 8 horas em repouso sem ação gravitacional, com o sistema de hidrofilia funcionando nos discos intervertebrais e em atonia muscular gerada pela fase dos movimentos rápidos dos olhos (fase REM), atuando no sistema musculoesquelético, e acordarmos com dor nesse sistema. Caso a dor aumente durante o dia, segue um esquema lógico de dor mecânica.

É importante questionar também a qualidade de seu sono, para certificar de que estamos diante de um indivíduo que possui um sono reparador.

- Já teve problemas gástricos? Quais? Sintomas de má digestão? Refluxo? Azia? Queimação?

São fatores que induzem a pensar em questões da pressão intracavitária (PIA) aumentada. Quando a pressão é empurrada para cima, são esses os sintomas representativos.

- Já teve hepatite?

O fígado talvez seja o órgão mais sensível à dor do corpo humano, além de ser o segundo maior em volume, logo, diante de inflamação hepática, teremos como forma de proteção a dor, um mecanismo lançado por um corpo inteligente que se trata de elevar a hemicúpula diafragmática direita, interferindo na respiração e na PIA.

- Tem problemas intestinais? Seu intestino funciona todos os dias?

Hoje sabemos que o intestino só perde para o cérebro em número de neurônios, sendo capaz de produzir neurotransmissores importantes para o alívio das dores e melhora do humor. Além do fato de estarmos diante de um intestino preguiçoso, teremos uma área interna diminuída, pelo excesso de fezes, sendo a pressão igual à força sobre a área, quanto menor a área maior a pressão (PIA).

- Tem histórico de cálculo renal? Bebe a quantidade de água necessária durante seu dia a dia?

Os rins estão localizados imediatamente abaixo dos músculos quadrados lombares, logo uma tensão renal centrípeta ou centrífuga pode inibir ou tensionar, alterando o trabalho correto dos músculos citados.

- Já sofreu alguma cirurgia? Retirou algum órgão? Fique atento às mulheres, pois elas não consideram a cesariana uma cirurgia.

Essa pergunta é de extrema importância, pois, caso a pessoa já tenha se submetido a algum tratamento invasivo cirúrgico, com certeza haverá tensões fasciais e conjuntivas, geradas por má-formação da matriz cicatricial na própria sutura, ou no caso da retirada de um baço, vesícula, útero, apêndice, ou ainda no caso de agenesia renal. Internamente, o corpo se encarregará de gerar material conjuntivo para suprir o espaço deixado pelo órgão ou víscera em questão, gerando um ponto fixo interno de força centrípeta permanente nesse indivíduo. Nesses casos, usaremos um teste simples, que descreverei ao longo deste livro, para avaliar se essa cicatriz

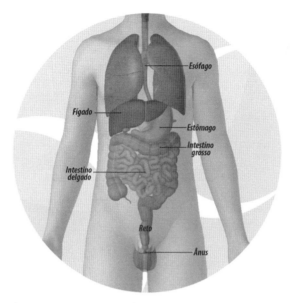

Figura 2.1 Corpo viscerado.

externa gera interferências posturais. Segundo Jean Pierre Barral, o pai da Osteopatia Visceral, qualquer cicatriz pode ser tóxica para a postura, ou seja, pode interferir no funcionamento dos músculos.

- Apresenta infecções urinárias com frequência? Perda de urina?

Caso a resposta seja sim, devemos estar atentos às possíveis pressões constantes às quais o assoalho pélvico (AP) está sendo submetido.

- E, por fim, se possui alguma alteração nos aparelhos de reprodução, pois esses órgãos estão localizados dentro da pelve menor, sendo os principais responsáveis pelos desequilíbrios da pelve.

CAPÍTULO 3

Avaliação postural estática

Na avaliação postural estática observamos somente os pontos anatômicos, de forma estática, para só depois juntarmos todos os achados a avaliação dinâmica, entrevista, testes específicos, entre outros. Costumo brincar que a avaliação é um divertido jogo de quebra-cabeça, no qual as peças vão se juntando uma a uma para que entendamos qualquer corpo que tenha pedido ajuda. A avaliação postural estática deve seguir alguns critérios importantes:

- Posicionar o indivíduo, de forma que se consiga dar a volta por seu corpo, sem ter que movimentá-lo durante a avaliação para não alterar suas influências tônicas.
- O profissional deverá estar posicionado exatamente na linha média do avaliado para que não haja nenhum tipo de interferência visual.
- Começar com o indivíduo em pé, da maneira mais confortável possível, e sempre iniciar a análise de baixo para cima.
- O profissional deve ser o mais rápido possível em sua análise, além de explicar ao avaliado que todos têm assimetrias, e o objetivo é tentar deixar o avaliado o menos constrangido possível.
- A vestimenta ideal para a avaliação para as mulheres é biquíni, já para os homens, sunga, sendo impossível se realizar uma boa avaliação de top (que esconderá parte dos processos espinhosos) ou de bermudas, no caso dos homens (a observação dos joelhos é imprescindível para análise).
- A apresentação das nossas mãos ao avaliado é muito importante, portanto elas devem estar aquecidas e serem firmes, para gerar segurança, e sobretudo quando formos tocá-lo devemos pedir sua permissão.
- Falar tranquilamente com o avaliado, mas com firmeza, explicando a necessidade de cada manobra da avaliação que será realizada.

Antes de começar a avaliação estática, são necessários alguns conhecimentos anatômicos de cada unidade corporal.

O membro inferior é formado por três unidades de coordenação, segundo Béziers e Piret:

- O pé, que dirige o movimento.
- A unidade ilíaca, que se divide entre o papel de apoio ligado à coluna e o papel dinâmico do membro, ou seja, faz o membro inferior participar do tronco.
- A perna que transmite a tensão e movimento ao pé.

Estas três unidades citadas caracterizam na realidade uma única unidade de membro inferior.

A base do esqueleto do membro inferior é formada pelos ossos da pelve, sendo os ilíacos, ísquios, púbis e sacro.

Os ossos do membro inferior podem ser divididos em quatro segmentos:

- Cintura pélvica: ilíacos, ísquios e púbis direito e esquerdo.
- Coxa: fêmur e patela.
- Perna: tíbia e fíbula.
- Pé: ossos do tarso e metatarsos.

O membro inferior tem a função de sustentação do peso corporal, da locomoção, manutenção do equilíbrio e função de transferência estável de peso durante a marcha ou corrida, por exemplo.

Mais precisamente, falando dos joelhos, eles são considerados uma complexa articulação do corpo humano do ponto de vista anatômico e funcional, sendo formados pelas articulações tibiofemoral e patelofemoral.

Na articulação tibiofemoral, em sua extremidade distal do fêmur, encontram-se os côndilos, que se articulam com a tíbia, grandes e convexos, divididos por um sulco central que forma a superfície articular da patela. Os côndilos são cobertos por cartilagem hialina espessa, para suportar as forças extremas sobre as superfícies articulares durante a descarga de peso.

Na porção proximal da tíbia, conhecida como "platô tibial", encontram-se duas conchas achatadas que são niveladas anteriormente pela diáfise da tíbia. Essa superfície está alinhada com a cartilagem hialina onde se acomodam os côndilos femorais.

Na divisão entre os platôs medial e lateral, encontra-se a região intercondilar.

Já a articulação patelofemoral é formada pela cavidade troclear e as facetas posteriores da patela, onde se interpõem o quadríceps. Do vértice inferior da patela até a tuberosidade anterior da tíbia, encontra-se o tendão patelar.

Por sustentar altas forças e estar situada entre os dois braços da alavanca mais longos do corpo, sendo esses fêmur e tíbia, torna essa articulação particularmente mais suscetível a agravos.

Em flexão de joelho, sendo essa a posição de movimento de maior instabilidade, essa articulação está sujeita a lesões ligamentares e meniscais.

Em extensão de joelho, sendo essa a posição de movimento onde há maior estabilidade, torna essa articulação mais sujeita e mais vulnerável a fraturas e rupturas ligamentares.

Tratando-se de joelhos e sua relação com exercícios, eis aqui alguns artigos que demonstram em seus estudos que, por exemplo, em agachamento existe a co-contração dos músculos isquiotibiais e quadríceps. Em pequenos ângulos de flexão, essa co-contração diminui a translação anterior da tíbia e a rotação interna causada pelo quadríceps, contudo, em ângulos acima de 60°, essa co-contração faz com que a tíbia se desloque posteriormente e rode externamente. Esse deslocamento posterior e a rotação externa aumentam a pressão na patela, assim como a força de contato articular é maior acima de 50° e a co-contração dos isquiotibiais aumenta a pressão a partir de 60°.

Powers et al., em estudo para análise de onde haveria maior estresse da articulação femoropatelar, mostraram que nos exercícios de agachamento as angulações que produziram maior força de estresse dessa articulação acima citada significativamente foram a 90°, 75° e 60° de flexão de joelho. Assim, os autores concluíram que, para minimizar o estresse femoropatelar, os dados sugerem que o exercício de agachamento deve ser realizado de 45° a 0° de flexão do joelho e não chegando à flexão de 90°, na qual existem maiores forças de compressão articular em relação às demais amplitudes.

O membro inferior pode ser considerado uma cadeia cinética e, como tal, pressupõe-se que uma alteração biomecânica em um dos complexos articulares dessa cadeia pode influenciar negativamente a biomecânica e a função dos demais complexos.

O alinhamento do joelho no plano frontal tem sido alvo de pesquisas, principalmente devido à sua importância clínica. A incongruência dos membros inferiores, em especial a do joelho, pode estar relacionada com instabilidades e dores articulares. Desordens nessas estruturas podem trazer, ainda, problemas na sustentação muscular, sobre os tendões, os ligamentos e os retináculos, alternando o alinhamento do joelho em varo ou valgo, alterando assim a função dos joelhos e sobrecarga compressiva em algum ponto da articulação dependente de qual desalinhamento apresentar.

A literatura tem demonstrado que um desalinhamento frontal moderado do joelho piora o prognóstico de doenças degenerativas, como a osteoartrite, por exemplo. Dependendo da orientação do desvio do joelho, se em valgo ou em varo, mesmo que de apenas 10°, as forças articulares, tanto estática quanto dinâmica, não são mais homogeneamente distribuídas, favorecendo, assim, o surgimento de processos disfuncionais e até mesmo patológicos dessa articulação, bem como articulações próximas também, pois sabemos que o corpo tem unidades de cadeias musculares separadas didaticamente, mas que se complementam, na realidade corporal, perante um desarranjo, seja articular, seja fascial, muscular e/ou outros tecidos moles.

Vista frontal

Pés

À frente do avaliado iniciamos a busca por artelhos em flexão, cravados ao solo, indicativos de uma cadeia de flexão, ou de artelhos em extensão, ao contrário, indicativos de uma cadeia de extensão, ou ainda de hálux valgo (cadeia de abertura dos membros inferiores), indicativo de possíveis doenças reumatológicas. Também há calosidades que guiarão por pontos de maior apoio desses pés ao solo. Porém, nesse caso, devemos ficar bem atentos devido à má ergonomia proporcionada pelos sapatos que, em geral, são de bicos finos. Essa característica gera uma força externa capaz de gerar essa alteração, sobretudo em mulheres com o advento do salto alto que diminui o polígono de sustentação consideravelmente, deslocando as forças descendentes anteriormente.

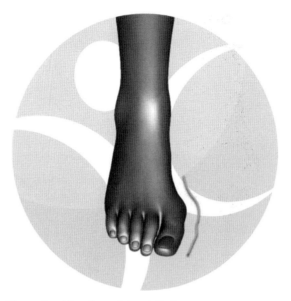

Figura 3.1 Vista frontal do pé direito.

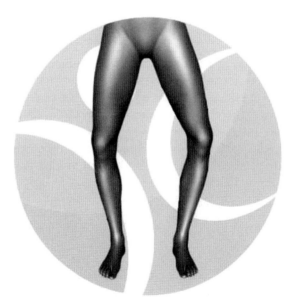

Figura 3.2 Joelho varo.

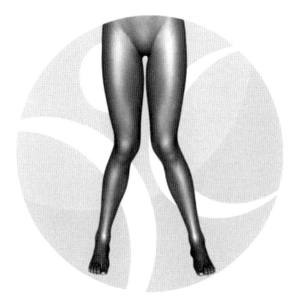

Figura 3.3 Joelho valgo.

Membros inferiores

Analisamos pelas tíbias, se são varas ou ligeiramente valgas, possíveis questões racionais, indicativas de tíbia mais vara, por exemplo, no caso dos orientais. Devemos olhar as patelas, se estão em rotação externa, ou se elas se encontram em rotação interna, dando indícios de uma cadeia de fechamento dos membros inferiores. Seguimos a busca por possível tensão excessiva do quadríceps, indicativo de patela trabalhando em alta, sendo uma das possíveis causas de dores femoropatelares.

Pelve

Na pelve buscaremos seus pontos ósseos por meio da palpação. Identificaremos qual lado da crista ilíaca e da espinha ilíaca anterossuperior se encontra mais alto, comparativamente ao lado oposto. A crista ilíaca é subcutânea, sendo ponto de origem e de inserção de vários músculos, porém nenhum músculo a cruza, o que a torna facilmente palpável. Devemos nos posicionar agachados à frente do avaliado, onde repousaremos as mãos paralelamente ao solo, na altura da cintura do avaliado. Caso o paciente e/ou aluno seja obeso e tenhamos dificuldade de encontrá-la, solicitamos que o indivíduo tussa acionando o músculo transverso, e seguidamente penetramos com as mãos sobre a crista ilíaca. No momento do relaxamento muscular, apoiamos firmemente as mãos sobre as cristas onde buscaremos encontrar qual dos lados se encontra mais alto. Para um exame normal, as cristas devem estar na mesma altura e, a partir desse ponto ósseo, deslizamos os polegares ao redor da crista onde encontraremos discreta depressão óssea, encaixamos nossos polegares nessa depressão. Nesse ponto, teremos encontrado as espinhas ilíacas anterossuperiores (EIAS) que, para um exame normal, devem estar alinhadas, caso não estejam anotaremos qual EIAS e crista se encontram mais altas, sempre em comparação ao lado oposto.

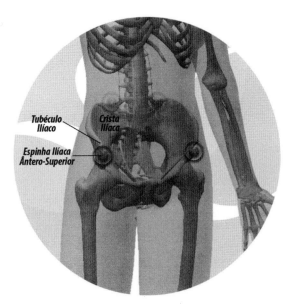

Figura 3.4 Pelve.

Avaliação postural estática

Tronco

Pela vista frontal buscaremos em nossa análise por pregas cutâneas abdominais, indicativas de possível tensão dos retos abdominais, pertencentes à cadeia muscular de flexão da coluna. Ao observar mais acima, analisaremos o ângulo de Tales, no qual buscaremos como sinal de normalidade a simetria dos ângulos. Caso um deles se encontre mais agudo (menor que 90º), pode suscitar a pensar em possível escoliose de concavidade para esse lado, análise essa que deverá ser confirmada na vista posterior. Devemos também observar a articulação dos ombros, buscando por possíveis rotações internas, apontando-nos encurtamento dos músculos acessórios (como o redondo maior, peitoral menor). Além disso, devemos observar a altura dos ombros e qual das articulações acromioclaviculares se encontra mais alta. Nesse momento, é necessário seguir uma boa metodologia, pois esse ponto articular é fundamental para definirmos se estamos diante de uma lesão que ascende ou descende. Para palpar a articulação acromioclavicular, posicionar os dedos na porção média da clavícula e dedilhar cerca de 2cm lateralmente, onde se encontra a articulação acromioclavicular. Para confirmar se estamos no lugar exato do ponto articular buscado, solicitamos que o indivíduo flexione e estenda o ombro algumas vezes. A partir de então, também de forma comparativa, anotaremos qual das articulações se encontra mais alta, indícios de escolioses ou translações de coluna.

Devemos verificar se há rotações de pelve e coluna (indícios de cadeias cruzadas com problemas na unidade pelve e coluna, respectivamente).

Cervical

Na unidade cervical, observamos se existem desvios laterais na cervical, indicando possíveis adaptações compensatórias na busca do equilíbrio corporal em função de escolioses, além do posicionamento da cabeça. Lembre-se que problemas de visão podem causar desalinhamento da cervical. Procurar incluir perguntas sobre a visão na sua avaliação física.

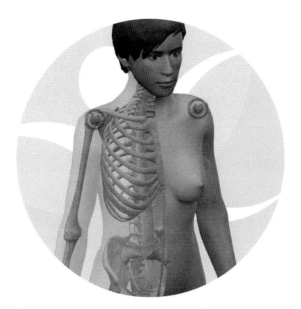

Figura 3.5 Articulações acromioclaviculares.

Vista lateral

Pés

Começar a análise pela avaliação dos arcos plantares que são dois: o longitudinal e o transversal, que devem estar preservados para um exame normal.

Na flexão plantar, a combinação da flexão plantar do tornozelo se dá em conjunto com a inversão do tornozelo. Isso acontece porque grande parte dos músculos que realizam a flexão plantar são também inversores. A organização dos pés é fundamental para o equilíbrio estático, a marcha e para toda a construção da postura, já que a tíbia sustenta sozinha o peso do corpo e o transfere para o pé. Enquanto isso, a fíbula conduz a maior parte dos músculos que seguem até o pé. Os fibulares passam por trás dos maléolos e realizam trações no sentido da flexão dorsal e eversão. Para que

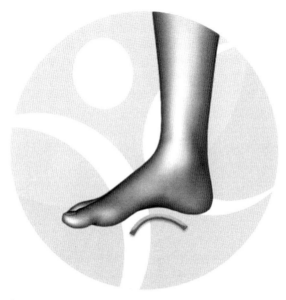

Figura 3.6 Vista lateral do pé direito.

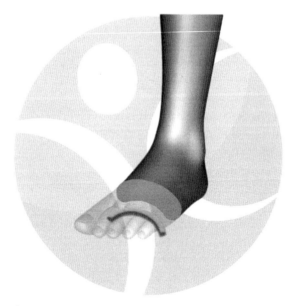

Figura 3.7 Arco anterior do pé esquerdo.

essas trações musculares não gerem o deslocamento, os músculos inversores do tornozelo ativam-se para estabilizar, o que contribui para a formação do arco anterior do pé.

O sartório será responsável por tensionar a tíbia em rotação interna colocando os músculos tibiais em ação, levando o pé para a inversão. O quadril fará rotação externa e essa sincronia mecânica muscular (sartório, tibiais e fibulares, que são condutores do movimento) gera um tensionamento de todo o membro inferior, mantendo sua forma, organizando a flexão e extensão do quadril, joelho e tornozelo, sendo os responsáveis pela formação do arco longitudinal do pé. Em resumo, o mecanismo de flexão dos metatarsos do primeiro ao quinto constitui a formação do arco anterior do pé. Já o arco longitudinal (arco plantar) é formado pela mecânica de tensionamento do arco anterior e pelo sistema de flexão-extensão-torção que reduz a ação do arco anterior, alinhando e organizando os pés.

A partir disso, avaliar a angulação tibiotársica que, para um exame normal, deverá estar próxima a 90°. Caso esteja diminuída, indica possível propulsão corporal que pode ser gerada pelo encurtamento dos músculos isquiotibiais. Caso esteja acima de 90°, pensar em retropulsão corporal, que indica possível encurtamento do tríceps sural.

Membros inferiores

Seguir analisando o posicionamento dos membros inferiores para verificar se estão em extensão (cadeia de extensão dos membros inferiores), gerando falsos varos ou falsos valgos.

Caso estejam em flexão, é fator preponderante para a indicação de que os membros inferiores funcionam em solidariedade com a cadeia muscular de flexão, originando verdadeiros varos ou valgos. Lembrar que podemos encontrar 4 tipos de joelhos:

Verdadeiro varo – uma cadeia de flexão + uma cadeia de abertura, ou seja, uma flexão de joelho associada a uma rotação externa do fêmur e demais conformações ao longo do membro inferior.

Verdadeiro valgo – uma cadeia de flexão + uma cadeia de fechamento, ou seja, uma flexão de joelho associada a uma rotação interna do fêmur e demais conformações ao longo do membro inferior.

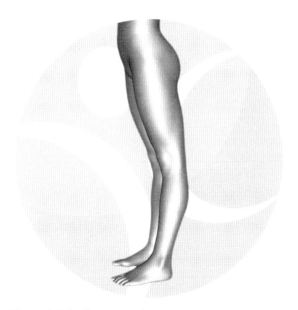

Figura 3.8 Joelho recurvado.

Falso varo – uma cadeia de extensão + uma cadeia de fechamento, ou seja, uma hiperextensão de joelho associada a uma rotação interna de fêmur e demais conformações ao longo do membro inferior.

Falso valgo – uma cadeia de extensão + uma cadeia de abertura, ou seja, uma hiperextensão de joelho associada a uma rotação externa do fêmur e demais conformações ao longo do membro inferior.

Pelve

O posicionamento da pelve, vista lateralmente, deverá apresentar a conservação da curvatura lordótica. Caso ela esteja ausente, excesso de tensão dos isquiotibiais e abdominais podem gerar retroversão. No caso da curvatura aumentada, excesso de tensão dos quadrados lombares e quadríceps, ela gera a hiperlordose lombar. Ou a frase seria: No caso da curvatura aumentada, o excesso de tensão dos quadrados lombares e o quadríceps geram a hiperlordose lombar. Observar o posicionamento do sacro que, se apresentar aumento da curvatura lordótica, encontrar-se-á horizontalizado, indicando tensão em toda a cadeia de extensão da coluna, que se insere no sacro. E, ao contrário, diante do apagamento da lordose lombar, o sacro se encontrará em verticalização, sugerindo excesso de tensão na cadeia de flexão que também se insere no sacro.

Tronco

Seguiremos nossa observação em busca da preservação ou não das curvaturas vertebrais esperadas: cifose torácica, lordose lombar e lordose cervical.

Cabeça

Analisaremos aqui o posicionamento da cabeça, se ela se encontra em protrusão, que indica uma cadeia muscular de flexão na unidade cervical.

Vista posterior

Pé

Começamos a análise pelo posicionamento do retropé do indivíduo e pela busca de possíveis varos ou valgos de tornozelo que podem ser compensatórios ou não.

Membros inferiores

Somente confirmaremos as conformações já destacadas anteriormente de possíveis varos ou valgos de joelhos.

Pelve

Subimos nossa visão até a prega glútea que, em caso de desalinhamentos, poderá estar ligada a diferenças reais de comprimentos dos membros inferiores ou fraqueza muscular gerada pelo desequilíbrio pélvico. Além da palpação do posicionamento da espinha

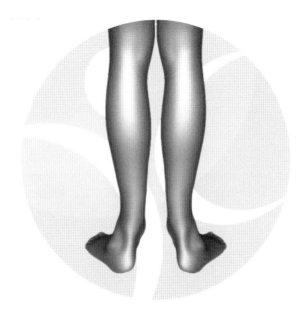

Figura 3.9 Valgo de tornozelo.

ilíaca posterossuperior (EIPS), onde o profissional se posicionara atrás do avaliado, as EIPS são facilmente palpáveis, pois repousam imediatamente abaixo das depressões circulares encontradas logo acima das nádegas. Palparemos comparativamente à direita e à esquerda, em seguida anotaremos qual dos lados se encontra as EIPS mais altas.

Tronco

A busca no tronco será pelos desvios laterais da coluna vertebral, se o indivíduo possui escoliose, em que nível: lombar, torácica ou translações de tronco, e a análise deverá ser compatível ao ângulo de Tales, que também pode ser observado em uma vista posterior.

Cervical

O exame se conclui pelo posicionamento da coluna cervical se ela se encontra translada ou inclinada para alguns dos lados.

CAPÍTULO 4

Avaliação das cicatrizes

Ainda na avaliação estática, deve-se verificar todo o corpo do avaliado buscando por alterações na pele, que podem ser: cicatrizes, pregas de tensão, sobretudo na região do abdome. Essas alterações podem sugerir, no caso das pregas cutâneas, tensões na região abdominal. Quando houver cicatriz, temos que avaliá-la com muita atenção. Barral foi o primeiro a afirmar em suas pesquisas que uma cicatriz de má-formação em sua teia de matriz cicatricial poderá alterar o funcionamento mecânico de um corpo, logo se faz de extrema necessidade que à avaliação busquemos por essas cicatrizes que podem interferir no sistema musculoesquelético.

As cicatrizes tóxicas, as quais são capazes de alterar o funcionamento mecânico corporal, são formadas depois de um ferimento ou intervenção cirúrgica. Elas ficam em constante reação com estímulos internos e externos. Uma cicatriz tóxica pode induzir contratura muscular do músculo em questão e também, por vezes, modificar o tecido conjuntivo e o líquido extracelular que o circunda, comportando-se como uma área reativa, denominada "campo perturbador".

As cicatrizes da face, as laterais de tronco e as medianas da parede anterior do abdome são as mais reativas. As cicatrizes horizontais são as mais nocivas para o desarranjo biomecânico.

Pode haver uma cicatriz grande em sua extensão e não representar nenhuma disfunção corporal, bem como uma pequena cicatriz e ser essa a desencadear modificações teciduais no conjuntivo e também causar desregulação exteroceptiva, implicando um obstáculo na correção postural.

A pele é o maior órgão do corpo humano e está dotada de terminações nervosas livres, entre elas encontramos grande quantidade de exteroceptores, como, por exemplo, os órgãos de Ruffini e discos de Merkel atuando também como mecanorreceptores, eles são extremamente sensíveis. Por exemplo, em uma cicatriz anterior de tronco provoca projeção anterior do corpo buscando relaxar o estiramento do exteroceptor, a fim de que haja ajustamento no tônus muscular.

A pele, o maior órgão do corpo humano, o qual está exposto ao meio ambiente, está sujeita a uma troca contínua de informações.

Quando esse sistema de entrada é bloquado por cicatriz, sua função e capacidade de interação com os ambientes interno e externo ficam prejudicadas.

Algumas dicas podem ser importantes no momento de avaliar se a cicatriz é tóxica (patológica) ou não.

Aspectos de uma cicatriz normotrófica

- Coloração: próxima ao tom da pele.
- Textura fina.

Aspectos de cicatriz tóxica

- Coloração: tons de vermelho, variando entre tons claros e escuros, e acastanhado.
- Retrações.
- Queloides.
- Alto relevo.
- Trofismo: atrófica, hipertrófica.

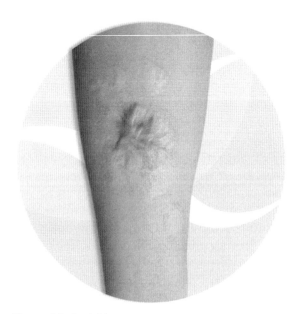

Figura 4.1 Queloide.

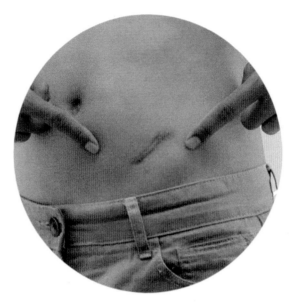

Figura 4.2 Cicatriz hipotrófica.

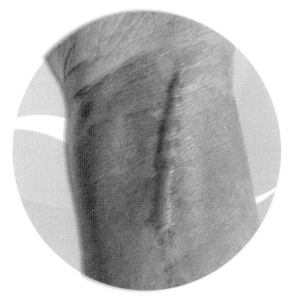

Figura 4.3 Cicatriz hipertrófica.

Mas essa avaliação ainda não é o suficiente para obter a assertividade se estamos diante de uma cicatriz capaz de se tornar um bloqueio à correção postural ou não; assim seguem duas técnicas a fim de assegurarmos sobre sua toxicidade.

Avaliação das cicatrizes

1. Com base na cinesiologia aplicada:

   Escolher qualquer músculo do corpo para o teste. Aqui, vou exemplificar usando o músculo bíceps braquial. Nessa situação, o cotovelo do avaliado estará em flexão e uma das mãos do avaliador estará na face anterior do antebraço do avaliado, a fim de resistir o movimento em direção à função do músculo escolhido para o teste. Solicitar que o avaliado faça força em sentido da flexão de cotovelo, enquanto o avaliador resistirá. Durante essa resistência, o avaliador toca suavemente com sua outra mão a cicatriz do avaliado. Caso o avaliado tenha diminuição de sua força, permitindo então que seu cotovelo seja levado em direção à extensão, o teste será positivo, ou seja, estaremos diante de uma cicatriz tóxica. Caso, ao tocar a cicatriz, não haja alteração na resistência aplicada ao músculo, estaremos diante de uma cicatriz não tóxica.

2. Com base no teste de pulsologia de Nogier (teste de reação autonômica circulatória):

Teste do pulso radial

O avaliador toca o pulso radial do avaliado suavemente com os dedos indicador e médio. Percebe por poucos segundos essa pulsação. Com a outra mão, o avaliador realiza um toque suave em toda a extensão da cicatriz.

Caso, ao tocar a cicatriz, houver diminuição* ou desaparecimento da amplitude do pulso, estaremos diante de uma cicatriz tóxica.

---

*A diminuição da onda do pulso é gerada por uma desregulação humoral, através da secreção do hormônio adrenalina que se liga ao receptor beta 2 nos vasos das artérias musculoesqueléticas, provocando vasodilatação, portanto redução da amplitude da onda do pulso.

Caso ao tocar a cicatriz houver manutenção da amplitude do pulso, estaremos diante de uma cicatriz não tóxica.

Caso diante de uma cicatriz tóxica, tem-se antes de trabalhar para a melhora da matriz cicatricial, a fim de que os ganhos posturais sejam mantidos. Partindo da premissa de uma boa avaliação estática, já podemos tirar algumas conclusões cruzando alguns resultados que serão comentados nos próximos capítulos.

CAPÍTULO 5

Interpretando os achados na avaliação estática

Observaremos primeiro se a lesão primária (origem da dor) segue uma lógica ascendente ou descendente.

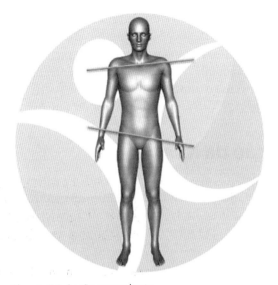

Figura 5.1 Lesão ascendente.

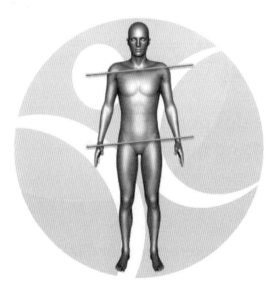

Figura 5.2 Lesão descendente.

- As lesões originam-se sempre abaixo da dor relatada, ou seja, caso estejamos diante de uma lesão ascendente, em possível lombalgia, o esquema de compensação postural que se esgotou causando a dor surgiu de uma estrutura inferior, como, por exemplo, pés, joelhos ou ainda quadril.
- Ao contrário, originam-se sempre acima da dor relatada, na mesma lombalgia citada anteriormente; a lesão primária teve origem em uma estrutura superior, podemos citar aqui: as regiões torácica, cervical ou, importante, visceral.

Avaliação da lesão

Avaliar se a lesão é ascendente ou descendente é bem simples: traçar uma linha imaginária de um acrômio até o outro e, da mesma forma, também uma linha imaginária de uma crista ilíaca até a outra. Esses dados já foram colhidos durante a avaliação postural estática.

Caso as linhas imaginárias se encontrem em algum ponto no horizonte, estaremos diante de uma lesão ascendente, já se estivermos diante de um caso em que as linhas imaginárias nunca se encontram estaremos diante de uma lesão descendente.

Importantíssimo para traçar a estratégia com esse indivíduo, para identificar, por onde começar a mobilizá-lo, fortalecê-lo ou ainda relaxá-lo.

Análise dos pontos colhidos no quadril

Alguns pontos serão de extrema importância, conforme já citado, para um bom diagnóstico do posicionamento dos ilíacos e do quadril em um contexto geral:

Espinha ilíaca anterossuperior (EIAS)

Já observamos em a análise postural estática qual está mais alta ou mais baixa, à direita ou à esquerda.

Crista ilíaca

Já sabemos qual das cristas ilíacas está mais alta ou mais baixa, direita ou esquerda.

Espinha ilíaca posterossuperior (EIPS)

Temos também a anotação de qual delas está mais alta ou baixa comparativamente ao lado esquerdo ou direito, pois é por meio desses pontos que entenderemos o posicionamento da pelve e dos ilíacos.

Esses ilíacos poderão adotar quatro esquemas de alteração postural:

- A anterioridade que será gerada pela tensão do reto femoral tracionando o ilíaco anteriormente para baixo e do quadrado lombar gerando a tração posteriormente para cima, gerando aumento de lordose.
- A posterioridade gerada pela tensão do isquiotibial tracionando o ilíaco posteriormente para baixo e o reto abdo-

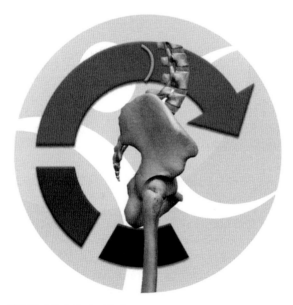

Figura 5.3 Anterioridade.

minal tensionando o mesmo ilíaco anteriormente e para cima, fazendo-o girar como se fosse uma roda gigante, delordosando a coluna lombar.

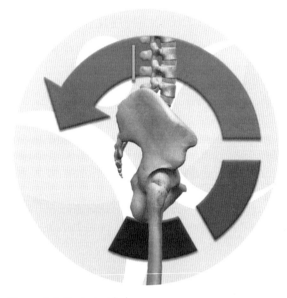

Figura 5.4 Posterioridade.

- O fechamento corresponde à tensão do oblíquo abdominal e dos músculos adutores que trarão a asa ilíaca em sua parte superior para dentro.
- A abertura é ocasionada pela tensão do glúteo médio e assoalho pélvico tracionando o ilíaco em sua asa superior para fora.

Lembrar que quase todos os músculos citados acima correspondem aos músculos que formam *powerhouse*, componente principal da centralização, alma do método Pilates, que tem semelhança com o conceito de Core. Pode-se imaginar o que isso pode acarretar em aula ou atendimento, seja no Pilates, seja no treinamento funcional?

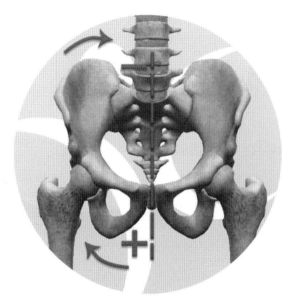

Figura 5.5 Fechamento.

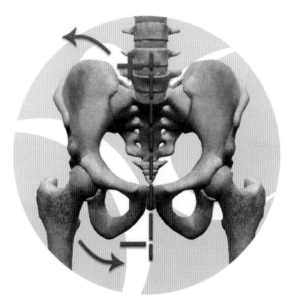

Figura 5.6 Abertura.

Interpretando os achados na avaliação estática

Quando os dois ilíacos estão em anterioridade, segue-se a hiperlordose, lembrando que o sacro sempre acompanhará o ilíaco em seu movimento, nesse caso horizontalizando-o.

Caso ambos estejam em posterioridade, estaremos diante de uma retificação ou apagamento da curvatura lombar, com o sacro em verticalização excessiva.

Avaliação do assoalho pélvico

Como vimos, a abertura dos ilíacos pode ser causada pela tensão excessiva do assoalho pélvico, desde que o homem assumiu a bipedestação a cerca de 120.000 mil anos, todo o peso do saco visceral repousa sobre o frágil assoalho pélvico, o que antes era sustentado pelo forte reforço dos músculos e aponeuroses abdominais. Talvez, por esse fator mecânico, seja assustador como tem aumentado o número de mulheres jovens incontinentes, sobretudo aquelas que praticam esportes de impacto aumentado. Como o assoalho pélvico é composto de fibras do tipo II, fásicas, sucinta a seguinte questão: será que o assoalho pélvico está tenso ou fraco?

Proponho avaliação rápida e simples, de modo a identificar que tipo de alteração o assoalho pélvico está submetido.

Avaliação da tensão do assoalho pélvico

O avaliado deverá estar em decúbito ventral sobre uma maca. Solicitar leve abdução dos quadris e, a partir de então, posicionar a mão sobre a prega glútea seguindo seu contorno anatômico. Seguir com o polegar deslizando sobre o contorno da prega glútea, a fim de posicioná-lo um pouco acima da origem dos adutores do quadril, onde se encontram os músculos do assoalho pélvico. Fazer então digitopressão nessa região, não sem antes explicar a necessidade da avaliação, um tanto quanto desagradável para o avaliado, e ter sua permissão para esse procedimento. Para a continuidade da avaliação, manter essa digitopressão, avaliando a tonicidade dos músculos do compartimento pélvico.

Lembrar que há três diafragmas: o craniano, o torácico e o pélvico, logo o ato da respiração deve percorrer por esses 3 diafragmas. Observar então com a percepção do polegar se a inspiração expande também o último diafragma, o pélvico. Caso isso não ocorra, estaremos diante de músculos tensos, deixando claro que essa avaliação é subjetiva e superficial e, portanto, na dúvida, deveremos indicar o avaliado para procedimentos mais fidedignos de avaliação que poderão ser realizados por profissionais da fisioterapia pélvica.

Por que os ilíacos podem mexer-se separadamente?

Os ilíacos mexem-se de forma separada para que o cíngulo pélvico não perca sua continuidade, caso contrário, todas as forças atuantes na pelve paralisariam o corpo, fazendo com que perdêssemos a autonomia. Por essa questão, o corpo é separado por unidades funcionais, capazes de realizar as mais variadas compensações, a fim de que o movimento, mesmo que alterado, continue existindo. Isso posto, segue um esquema para facilitar o entendimento, porque os ilíacos podem mexer-se separadamente por tensão de um hemicorpo. Para facilitar os estudos, o quadro 5.1 mostra a avaliação dos três pontos do quadril usando como referência o ilíaco direito.

O diagnóstico diferencial dos achados posturais é feito por meio do teste de flexão em pé (TFP), pois os 3 pontos do quadril em relação ao lado contralateral já foram avaliados, como mostra o quadro 5.1. Um exemplo é uma das alterações dos ilíacos, como no caso de abertura à direita, que se têm 3 pontos altos à direita ou 3 pontos baixos no ilíaco esquerdo. Logo, faz-se o diagnóstico

Quadro 5.1 Diagnóstico diferencial para o quadril.

	Posterioridade	Abertura	Fechamento	Anterioridade
EIAS direita	+ Alta	+ Alta	+ Baixa	+ Baixa
Crista ilíaca direita	+ Baixa	+ Alta	+ Baixa	+ Alta
EIPS direita	+ Baixa	+ Alta	+ Baixa	+ Alta

diferencial por meio do TFP, pois o sacro sempre acompanhará o ilíaco que se moveu, de modo que a continuidade pélvica não se rompa. No TFP, posiciona-se o indivíduo em pé, com os pés paralelos e alinhamento do segundo dedo do pé com a linha média do joelho e EIAS.

Estaremos posicionados atrás do avaliado, apoiaremos nossos polegares nas articulações EIPS, nosso polegar direito sobre a EIPS direita e nosso polegar esquerdo sobre a EIPS esquerda.

Solicitaremos que o aluno ou paciente realize flexão de coluna e com os polegares acompanharemos as espinhas. O polegar que subir indica o ilíaco que se moveu, porque o sacro sempre acompanha o ilíaco que se move para manter a continuidade pélvica, conforme já citado. Diante do esquema acima, caso o polegar que se mova para cima seja o direito, somente uma suposição, e tenhamos três pontos baixos, ou seja, EIAS, crista ilíaca e EIPS direitas mais baixas, estaremos diante de um fechamento ilíaco à direita.

Caso o polegar que suba seja o esquerdo e estejamos diante de uma posterioridade à esquerda encontraremos EIAS mais alta, crista ilíaca esquerda e EIPS esquerda mais baixas.

Caso encontrarmos três pontos altos estaremos diante de uma abertura, que gera um varo no membro inferior, podendo nos induzir a uma falsa perna longa. Caso encontremos três pontos baixos o esquema será de fechamento que gerará um valgo, com possível falsa perna curta, explicitarei mais adiante esse mecanismo compensatório.

Seguiremos nossa avaliação colhendo mais informações.

CAPÍTULO 6

Avaliação respiratória

Com a vida moderna e os fatores de estresse cada vez mais presentes, além de hábitos como o tabagismo, é muito comum encontrarmos padrões respiratórios cada vez mais alterados. O que de mais importante avaliaremos nesse momento é o padrão respiratório do indivíduo, de forma a sabermos se o diafragma está livre de suas tensões, se sua respiração é torácica ou abdominal, se o diafragma trabalha em inspiração ou em expiração. Visto que o diafragma tem suas inserções fixas na coluna lombar, é de vital importância manter a boa mecânica de funcionamento do principal músculo inspiratório.

Posicionar o avaliado em decúbito dorsal, com os joelhos fletidos e a cervical em leve flexão, então colocar os polegares abaixo do apêndice xifoide e solicitar para o indivíduo inspirar e expirar profundamente. Para um diafragma livre de tensões em teste normal, os polegares devem subir no momento da inspiração e descer na expiração, de forma sincrônica e com a mesma excursão, tanto na inspiração como na expiração.

Observar no teste as seguintes possíveis alterações:

- No momento da inspiração os polegares são muito elevados e não abaixam quando na expiração, isso mostra um diafragma hipertônico que trabalha em baixa, gerando respiração torácica. Pode inclusive alterar a conformação óssea do manúbrio, mostrando um peito *escavatum*.
- No momento da inspiração os polegares não sobem, porém quando na expiração os polegares descem muito. Assim, esse diafragma trabalha em alta, funcionando em expiração, mostrando um diafragma hipotônico. Pode ser um peito de pombo.

No caso de dúvidas, quando as alterações são muito discretas, pode-se ainda realizar o teste de cinesiologia aplicada. Nesse teste, o indivíduo permanecerá em decúbito dorsal, com os membros inferiores e cabeça relaxados e apoiados na maca. Escolher qualquer músculo do corpo para testar sua força. Aqui citarei o bíceps braquial somente como forma de explicitar o teste. Manter um dos membros superiores em flexão de cotovelo, solicitando ao avaliado que não permita que o avaliador estenda seu cotovelo, mantendo assim uma contração isométrica, a partir de então solicitar sua respiração. Caso o avaliado consiga manter a força isométrica do bíceps braquial, tanto na inspiração como na expiração, o teste é interpretado como normal. Caso o avaliado tenha redução na capacidade de gerar força na inspiração, está-se diante de um diafragma que trabalha em alta, no caso hipotônico.

Caso o avaliado tenha redução na capacidade de produzir força no momento da expiração, há um diafragma que trabalha em baixa, no caso hipertônico.

Os dados obtidos na avaliação respiratória deverão coincidir com a história pregressa do aluno. Ou seja, se o diafragma hipertônico trabalha em posicionamento baixo, questionar o aluno pela possível presença de doenças pulmonares, que geraram uma força centrípeta nos pulmões, portanto, solicitando maior entrada de ar, como, por exemplo, atelectasias ou quadros asmáticos. E, ao contrário, caso haja diafragma hipotônico, pode existir um corpo que, mesmo durante curto período de sua existência, tenha passado por qualquer quadro patológico que gerou a necessidade de menor contração diafragmática, como, por exemplo, pericardite, quadro infeccioso pulmonar ou, ainda, quadro bacteriano hepático, impedindo que o músculo diafragmático descesse durante sua contração inspiratória, a fim de não gerar desconforto em relação às doenças na cavidade abdominal. Podem-se ainda encontrar alterações de padrões respiratórios gerados por estresse, quadros de angústia, ansiedade, depressão ou qualquer alteração somática que gerou um ato respiratório mais superficial ou mais profundo. Não se pode negligenciar na avaliação as doenças psiquiátricas ou simplesmente as alterações somáticas.

O teste do padrão respiratório do aluno é de extrema importância para quem trabalha com Pilates ou treinamento funcional, visto que o portador de um padrão respiratório abdominal não conseguirá manter a contração da musculatura estabilizadora da coluna que compõe tanto o Core quanto o *powerhouse*. Isso ocorre porque toda vez que ele inspirar, pois a inspiração é feita com um padrão abdominal, a distensão abdominal só é permitida por meio do relaxamento do transverso do abdome.

CAPÍTULO 7

Avaliação das cadeias musculares

Avaliar também as cadeias cruzadas que são as cadeias do movimento. Para tanto, solicitar que o indivíduo em pé leve seus membros superiores a 90° de adução dos ombros.

Observar qual das mãos do paciente se encontra à frente da outra, ela indicará tensão da cadeia cruzada anterior do lado oposto. Essa tensão segue do quadril oposto da mão que está à frente seguindo até o ombro do mesmo lado.

Também pode indicar tensão da cadeia cruzada posterior ipsilateral, que sairá posterior e homolateralmente à mão que está à frente, seguindo do ombro oposto até o ilíaco do mesmo lado, gerando a rotação da coluna para o lado da cadeia muscular cruzada anterior do tronco. Caso a mão direita se junte à linha média à frente da mão esquerda, está-se diante de uma cadeia muscular cruzada de flexão da coluna à esquerda. Porém, para completar a ação de rotação da coluna à esquerda, pode-se também estar diante de uma cadeia muscular de extensão da coluna à direita. As tensões das duas cadeias musculares em conjunto gerarão a rotação da coluna à esquerda, o contrário também é verdadeiro.

CAPÍTULO 8

Avaliação da pressão intracavitária

Na avaliação das cadeias musculares seguir o conceito de um corpo viscerado e, portanto, é proposta uma avaliação da pressão intracavitária (PIA), para identificar possível aumento da pressão interna das vísceras e órgãos internos.

Posicionar o avaliado em decúbito dorsal na maca com os membros superiores ao longo do corpo, e os membros inferiores relaxados. A partir desse posicionamento apoiar uma das mãos sobre a região infraumbilical da região abdominal do paciente ou aluno e exercer uma pressão em direção à maca. Para um teste normal, a mão penetrará sem tensões, ou qualquer tipo de restrição, que a bloqueiem. No teste o paciente não poderá sentir dor para um exame normal.

Da mesma forma, testar a região supraumbilical do avaliado, que para um teste normal deverá ter o mesmo resultado citado anteriormente. Caso observar qualquer resistência ou dor durante o exame na região supraumbilical, indica tensões dos órgãos da cavidade peritoneal. Caso o teste se apresente positivo para a região infraumbilical, é indicação de tensões dos órgãos da cavidade pélvica.

Caso na avaliação estática haja pregas cutâneas indicativas de aumento de tensão na cadeia muscular de flexão e o teste de avaliação da PIA for positivo, existem retrações dos órgãos geradas por forças centrípetas, acionando uma cadeia muscular de flexão na unidade tronco. Ao contrário, se as pregas cutâneas não tenham sido observadas na avaliação estática, mas o teste de avaliação da PIA estiver positivo e existir abdome globoso, há tensão de uma cadeia de extensão, gerada pela congestão abdominal, por meio de suas forças centrífugas.

No caso de uma cadeia de extensão em tensão, é exceção a essa regra, que seria gerada pela ação de forças centrípetas dos rins, onde se encontra um ponto de retração visceral, caso o avaliado tome muitos medicamentos, suplementação proteica, ou simplesmente pelo fato de ingerir pouca água. Os rins poderão estar sob tensão e, por se posicionarem abaixo dos músculos quadrados lombares, pertencentes à cadeia muscular de extensão do tronco, acionarão a tensão dessa cadeia. Mais especificamente em sua metade inferior, onde se encontram os músculos quadrados lombares. Então, avaliar a tensão desse ponto renal a partir do teste que segue.

Teste renal

Com o avaliado em pé, posicionar-se atrás dele, simplesmente apoiar o polegar abaixo das últimas costelas flutuantes de um lado, paralelo à coluna vertebral, e fora dos processos transversos, em cima dos músculos quadrados lombares, onde logo abaixo se encontram os rins. Exercer leve pressão nessa região e realizar passivamente uma flexão lateral da coluna do aluno para o mesmo lado do polegar. Caso o paciente relate dor no local onde o polegar está posicionado, existe uma tensão renal que se refletirá para os quadrados lombares. Realizar o teste para os dois lados, testando, assim, os dois possíveis pontos de tensão renal, o que pode gerar aumento de tensão na cadeia muscular de extensão.

Ratificando, os testes viscerais não diagnosticam doenças, mas possíveis tensões geradas por questões viscerais de um corpo que tudo guarda em sua memória, segundo madame Bertherat.

Avaliação das diástases

Diástase abdominal tem como fator desencadeador, além do excesso de tensão dos músculos largos do abdome, o aumento da PIA, sendo de vital importância a avaliação da existência ou não delas junto à parede abdominal do aluno avaliado. Antes de verificar o afastamento ou não dos músculos retos abdominais, é necessário entender seu mecanismo fisiopatológico de formação.

O reto abdominal direito e esquerdo são músculos que se encontram à frente do tronco e compõem a camada muscular superficial dos músculos abdominais. Suas fibras são predominantemente vermelhas, porém entrecortadas por áreas não contráteis de tecido fascial.

Esses músculos estão recobertos pela bainha do reto do abdome, cuja função é manter os músculos em sua posição. Ela é formada pelas aponeuroses do:

- Oblíquo externo.
- Oblíquo interno.
- Transverso do abdome.

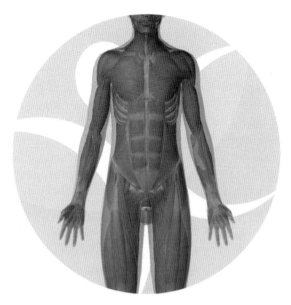

Figura 8.1 Músculos do abdome.

O músculo reto do abdome é longo e aplanado, recobre toda a face anterior da cavidade abdominal. Ele é intercedido por faixas fibrotendinosas chamadas intersecções tendíneas. Os números dessas intersecções variam de pessoa para pessoa.

- Origem: da 5ª a 7ª cartilagens costais, processo xifoide e ligamento costoxifoide.
- Inserção: púbis e sínfise púbica.
- Inervação: sete últimos nervos intercostais.
- Ação: flexão da coluna-tronco, aumento da pressão intra-abdominal e auxilia a expiração forçada.

Os retos do abdome são os responsáveis pela flexão da unidade tronco. Eles realizam a elevação do púbis em direção ao umbigo e abaixam o esterno em direção ao umbigo.

Essa parece ser uma zona de convergências de forças importantes. Com a flexão da coluna indiretamente, mobilizar a coluna vertebral de forma retificadora em sua região torácica baixa e lombar.

Por fazer parte da cadeia muscular de flexão da coluna, esses grandes músculos são responsáveis pelos rolamentos realizados no Pilates. Esses movimentos envolvem a contração dos retos do abdome.

Os excessos de tensão nos retos do abdome podem ser um importante fator inibitório do movimento de extensão da coluna. A principal causa disso costuma ser a falta de flexibilidade.

Não raramente, há necessidade de flexibilização desse músculo. A falta de flexibilidade acontece por influências viscerais centrípetas que puxam para a flexão. Outros fatores que podem ser responsáveis por essa alteração são os atuais hábitos de vida:

- Sedentarismo.
- Posicionamento ergonômico errôneo adotado no trabalho.
- Escolha de má postura para momentos de lazer.
- Grande número de horas sentado ao computador ou *smartphones*.

O que se precisa saber é que são os retos abdominais que, ao contrair-se, empurram as vísceras abdominais para dentro. Portanto, são os responsáveis por aumentar a pressão intracavitária.

Músculos largos

São os músculos nas laterais do tronco que se opõem ao longilíneo reto do abdome, sendo chamados de músculos largos. São três deles dispostos em camadas:

- Transverso do abdome.
- Oblíquo interno.
- Oblíquo externo.

Transverso do abdome

É o músculo mais profundo entre todos os músculos largos e tem sua origem na:

- Crista ilíaca.
- Fáscia toracolombar.
- Dois terços laterais do ligamento inguinal.

Sua inserção está localizada nas bordas inferiores das últimas 3 costelas e linha alba, estendendo-se inferiormente sobre o ligamento inguinal acompanhando a prega inguinal.

Como visto na figura, ele é cortado pela frente pela potente linha alba e por trás pela fáscia toracolombar. Logo, acreditar em sua interdependência. O periódico JOSPT já fala sobre essa interdependência há cerca de 10 anos.

Acreditar ainda na existência de dois músculos transversos. Seriam eles o transverso abdominal direito e o transverso abdominal esquerdo.

Portanto, discordo do comando de levar o umbigo para a coluna. Isso só seria capaz com a colaboração dos retos abdominais, já que o transverso abdominal não realiza esse movimento.

Não há fibras musculares do transverso abdominal à frente do umbigo, tem-se somente todo tecido aponeurótico da linha alba não contrátil. Além disso, há um engano sobre a contração do transverso abdominal.

Em suas linhas de tração, origem e inserção, será analisada a contração concêntrica desses músculos.

O transverso abdominal também não atua na pelve por sua disposição de fibras horizontais.

O transverso é um dos músculos do abdome que menos atua sobre o esqueleto. Sua principal ação está relacionada às questões viscerais:

- Fonação.
- Vômitos.
- Tosse.
- Espirro.
- Entre outras.

Esse músculo apresenta atuação importante sobre as vísceras. Ao se contrair, ele diminui o diâmetro da cintura, podendo aumentar consideravelmente a pressão intra-abdominal. Somada a esse aumento de pressão, a ação gravitacional acaba por empurrar as vísceras para baixo.

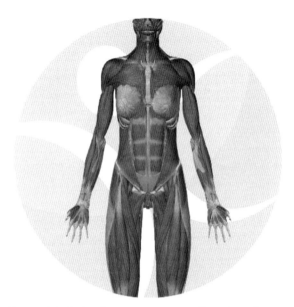

Figura 8.2 Ações do transverso e suas fibras (sexo feminino).

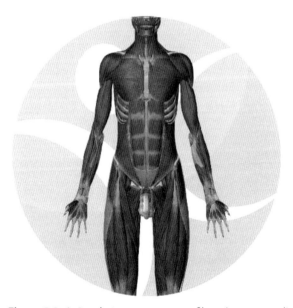

Figura 8.3 Ações do transverso e suas fibras (sexo masculino).

As linhas inferiores do transverso, ao se contrair, reforçam a borda do ligamento inguinal, também conhecido como ligamento de Poupart. Essa é a parte inferior e tendínea da aponeurose do músculo oblíquo externo do abdome.

Esse ligamento se estende da espinha ilíaca anterossuperior até o tubérculo púbico. Sua margem livre, ou terço medial, denominada arco inguinal superficial, reforça a contenção da parte inferior do abdome. Em consequência, ajuda na contenção visceral.

Além disso, ele traz sua contração para a crista ilíaca de forma ascendente. Assim, forma uma cintura fininha realizada pelas fibras médias do transverso abdominal que são horizontais.

Suas fibras inferiores são responsáveis pela proteção dos órgãos da pelve menor das diferenças pressóricas ocorridas a todo momento. Quando contraídas elas são responsáveis pelo alargamento das cristas ilíacas, o famoso comando do sorriso dado por Lolita de San Miguel.

Suas fibras superiores têm um direcionamento dado para baixo e para fora, sendo responsáveis pelo sutil fechamento das costelas. Por terem um ventre e um comprimento muscular pequeno, essas fibras não conseguem realizar grande fechamento das costelas.

Considerando grande parte dos autores e pesquisas atuais, tem-se uma sugestão quanto ao novo comando a ser dado. Pesquisas mecânicas recentes indicam que a formação de uma cintura fininha é o melhor comando.

Isso deve ser feito sem empurrar as vísceras para baixo, esquecendo a contração do assoalho pélvico. Verificar que a contração dos músculos do abdome, somada à força gravitacional, empurraram as vísceras para baixo fadigando os músculos perineais.

Uma sugestão para que entendam o porquê da não solicitação dos músculos perineais. Alguns autores identificaram aumento da atividade eletroneuromiografia dos músculos abdominais durante a contração do assoalho pélvico. A contração ocorreu sem nenhuma contração da musculatura abdominal.

Existe entre eles uma ação de sincronia, isto é, a contração do músculo abdominal leva a uma contração recíproca do músculo pubococcígeo. Isso estabiliza e mantém o colo vesical na posição retropúbica, facilitando a igualdade das pressões transmitidas da cavidade abdominal ao colo vesical e uretra proximal. Essas ações mantêm a continência urinária.

A atividade sinérgica entre os músculos do assoalho pélvico e os abdominais possibilita o desenvolvimento de uma pressão de fechamento adequada e importante para manter:

- Continência urinária.
- Continência fecal.
- Pressão no abdome.
- Suporte aos órgãos pélvicos.

Alguns estudos demonstram que, durante a contração voluntária dos músculos do assoalho pélvico, ocorre coativação dos músculos transversos abdominais, oblíquo interno, oblíquo externo e reto abdominal. A pressão esfincteriana aumenta com essa ativação.

Estudo realizado a respeito da sinergia abdominopélvica mostra que aumentos repentinos na pressão intra-abdominal levam à rápida atividade reflexa dos músculos do assoalho pélvico (reflexo guardião).

Deve-se considerar, no entanto, que "o aumento repentino da pressão intra-abdominal", se causado por uma manobra intrínseca (tosse, por exemplo), inclui a ativação via retroalimentação da musculatura do assoalho pélvico como parte de um complexo padrão de ativação muscular.

Acredita-se que a tosse e o espirro são gerados por um padrão individual dentro do tronco cerebral. Assim, a ativação dos músculos do assoalho pélvico é uma coativação prévia e não primariamente uma reação "reflexa" ao aumento da pressão intra-abdominal.

Porém, além disso, pode haver uma resposta reflexa adicional dos músculos do assoalho pélvico em relação ao aumento da pressão abdominal devido à distensão dos fusos musculares dentro dessa musculatura.

Outros autores também afirmaram que o aumento da pressão de fechamento da uretra e do ânus ocorre imediatamente antes do aumento da pressão intra-abdominal. Nos eventos de tossir e espirrar, o diafragma, os músculos abdominais e o assoalho pélvico são ativados de forma pré-programada pelo sistema nervoso central.

Esse fato parece sugerir que a ativação dos músculos do períneo não acontece em resposta ao aumento da pressão intra-abdominal, sendo antes produzida por mecanismos nervosos centrais que podem ser eventualmente regulados pela vontade. Algumas investigações demonstram que o aumento da PIA precede a contração automática do assoalho pélvico. A contração prévia desses músculos antes do aumento da pressão intra-abdominal indica que essa resposta é pré-programada.

A atividade antecipada não pode ser de uma resposta reflexa à entrada aferente, resultante de aumento da pressão abdominal. Aumento da pressão intra-abdominal é tudo que não acontece durante a prática de Pilates, visto que parece ser a grande vilã das dores lombares. Neste texto, são abordadas somente as forças internas. É claro que existem outros mecanismos fisiopatológicos para dor lombar crônica.

Oblíquo interno

O oblíquo interno pertence à camada intermediária dos músculos largos e são dois: direito e esquerdo.

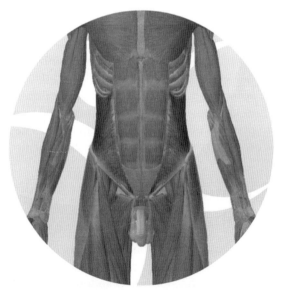

Figura 8.4 Oblíquo interno.

Tem sua origem na:
- Crista ilíaca.
- Fáscia toracolombar.
- Dois terços laterais do ligamento inguinal.

Sua inserção é nas bordas inferiores das últimas 3 costelas e linha alba. Sua ação inclui fletir e realizar a rotação da coluna para o mesmo lado. Também auxilia na expiração forçada.

O direcionamento de suas fibras vermelhas circunda a cintura, em direção para cima e de trás para a frente da pelve até as costelas. Sua ação mais potente está exatamente acima do umbigo e ao se contrair comprimirá as vísceras.

Por fim, também reforça a borda do ligamento inguinal contribuindo para a contenção inferior do abdome.

Oblíquo externo

É um músculo amplo, plano e quadrangular. Mais extenso em sua parte ventral que na parte dorsal.

Recobre a face lateral do abdome com sua porção muscular e a face anterior com sua porção aponeurótica. Origina-se da 5ª à 12ª costela (bordas inferiores). Sua inserção está na crista ilíaca, ligamento inguinal e lâmina anterior da bainha do reto abdominal. As aponeuroses do músculo oblíquo interno se unem à linha alba.

Em sua ação, comprime o abdome, flete e realiza a rotação da coluna para o lado oposto, auxiliando também na expiração forçada. Além disso, os oblíquos externos são capazes de direcionar as vísceras de cima para baixo pelo seu direcionamento de fibras.

Ação dos músculos largos sobre a linha alba

Os músculos largos são os responsáveis pela contração simétrica por meio da diástase, pois tracionam a linha alba em sentidos opostos. A contração do transverso abdominal traciona a linha alba em direcionamento horizontal, por sua disposição de fibras.

O oblíquo externo afasta a linha alba obliquamente em sua região superior para baixo. E o oblíquo interno atua na região infraumbilical tracionando a linha alba em direcionamento cefálico.

Os músculos retos do abdome não realizam a separação da linha alba por serem paralelos a ela.

Aponeuroses

Todos os músculos largos são envolvidos por aponeuroses, ao todo seis aponeuroses, três para cada músculo. Elas se originam unidas, sendo em seguida redistribuídas para envolver o reto do abdome se unindo novamente à linha alba. Essa distribuição é bem complexa.

Nos dois terços superiores do abdome, as aponeuroses que passam à frente do reto são:

- Aponeuroses do oblíquo externo.
- Aponeurose superficial do oblíquo interno.

E as aponeuroses que passam posteriormente ao reto do abdome são:

- Aponeuroses do transverso abdominal.
- Aponeurose profunda do oblíquo interno.

Já no terço inferior do abdome todas as aponeuroses dos músculos largos estão situadas à frente do reto do abdome.

Essa disposição das aponeuroses não se dá por acaso. Na parte infraumbilical (terço inferior do abdome), tem-se a influência da convergência de forças da contração do músculo diafragmático, que é para baixo e para a frente.

A contração do diafragma traciona os órgãos da pelve menor à frente, e as aponeuroses tentam proteger esses órgãos dessa variação constante da pressão realizada pela respiração.

Logo fica fácil entender esse reforço aponeurótico à frente dos retos do abdome na região infraumbilical. Ele é o ponto de encontro de todas as cadeias musculares do tronco. A lordose lombar pode ser um meio de proteção dos órgãos da pelve menor às constantes diferenças de pressão respiratória.

Já nos dois terços superiores ou região supraumbilical não se tem esse reforço aponeurótico superior. Portanto, a linha alba é mais frouxa, o que facilita o aparecimento de diástases.

Essa frouxidão é importante para o conforto das vísceras. Como observado, a região infraumbilical é bem reforçada, a fim de proteger os órgãos da pelve menor das diferenças de pressões abdominais empurrando as vísceras para baixo.

Logo, as vísceras, que são prioridades, encontram nessa folga supraumbilical o conforto de acordo com suas necessidades às variações pressóricas.

Portanto, as diástases não são fraquezas dos músculos da parede abdominal, mas sim uma adaptação corporal importante entre a estática e as vísceras (*Traité d'ostéopathie viscérale*, Ed. Maloine).

Esse crédito de largura ou frouxidão supraumbilical tem a função de amortecer as importantes e constantes variações pressóricas intra-abdominais para:

- Fenômenos hemodinâmicos.
- Fenômenos digestórios.
- Permitir o aumento de pressão gerado na gravidez.

Isso explica por que o transverso do abdome passa à frente na linha infraumbilical e atrás na linha supraumbilical. Ele deve proteger sua principal ação, que é a fonação.

Se passasse à frente da linha alba da região supraumbilical, o transverso abdominal perderia sua função de fonação com o processo fisiológico da gravidez.

Na gravidez, é por meio dessa folga que a criança será gerada, recrutando as cadeias musculares cruzadas posteriores ou de extensão para manter sua postura.

O diafragma diminui sua excursão durante a respiração na gravidez. O motivo é o aumento do útero durante o crescimento do feto, para evitar que a pressão intra-abdominal aumente ainda mais.

Quanto mais o útero aumenta, menos o diafragma desce, mais as cadeias cruzadas de extensão ou de abertura são recrutadas. Assim a diástase abdominal fisiológica é aumentada. Concluímos en-

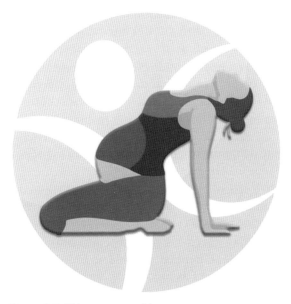

Figura 8.5 Diástase na gravidez.

tão que a linha alba é a grande transmutadora de forças entre as cadeias musculares cruzadas de fechamento do tronco e as cadeias de flexão, da qual faz parte os músculos retos abdominais.

A linha alba e os retos abdominais são os grandes maestros permitidores da distribuição de forças pressóricas durante o processo gestacional. A gestante encontrará então para sua estática um importante ponto de apoio na região torácica.

Entendendo essa inteligência corporal, fica fácil compreender o corpo como um todo. Não há como tratar uma diástase pensando somente nos músculos abdominais, é necessário desfazer essa necessidade corporal gestacional de realizar todo seu apoio estático na região dorsal.

Diástases não fisiológicas

Os músculos abdominais têm papel significativo na atividade respiratória, principalmente durante a fase expiratória. Isso pode ser observado por meio da eletroneuromiografia. No teste, obtém-se o aumento da atividade elétrica desses músculos durante a expiração e declínio durante a inspiração.

Diante dos resultados obtidos sobre a resposta sinérgica abdominopélvica, observa-se que tanto as atividades perineal quanto a abdominal são influenciáveis pelo padrão respiratório imposto.

Assim, a manobra que demonstrou melhor estimular tal ação sinérgica foi a execução da expiração. Já aquela que não mostrou praticamente nenhuma resposta sinérgica entre os grupos musculares estudados foi a inspiração.

Segundo o artigo *The mythof core stability* (O mito da estabilização do tronco), o autor relata que o transverso do abdome tem várias funções na postura ereta.

A estabilidade é uma delas, mas está em sinergia com os outros músculos da parede abdominal. Ele atua no controle da pressão da cavidade abdominal para as funções de fonação, respiração, defecação, vômitos etc.

O transverso do abdome também forma a parede posterior do canal inguinal atuando como válvula e impedindo a herniação das vísceras por esse canal.

Em alguns casos encontram-se os músculos abdominais fracos, com seu funcionamento inibido. Mas isso não ocorre simplesmente pela falta de uso desses músculos. Na verdade, isso é uma estratégia inteligente de proteção do corpo diante do amento da pressão intra-abdominal.

Um indivíduo que possui hábitos alimentares errôneos, por exemplo, pode gerar excesso de gases. Os motivos podem ser o excesso de fermentação dos alimentos, ou ainda pelo fato de a fermentação estar sendo feita no local errado.

Tal indivíduo gerará um abdome globoso (distendido) que prejudicará o sistema musculoesquelético perante o movimento. Os músculos estarão distendidos, fora de sua curva normal de comprimento e tensão, relaxando-se.

Lembrar que as vísceras têm prioridade. Logo, o transverso do abdome vai encontrar-se distendido, pois o corpo precisa abrir espaço nessa cavidade tracionando a linha alba, podendo afastar os músculos retos do abdome.

Qualquer pressão exercida nessa região seria antifisiológica, aumentaria a dor, algumas vísceras não suportam pressão. Se os músculos não sacrificarem seu funcionamento a favor das vísceras, vão contra o mecanismo de conforto do corpo. Isso entendido, como avaliar uma diástase então?

Posicionar o indivíduo em decúbito dorsal sobre uma maca, apoiar a polpa de um dos dedos indicadores sobre a linha alba, portanto, imediatamente acima da linha média dos retos dos abdomes direito e esquerdo. Começar então a busca por possíveis frouxidões dos músculos citados, desde sua origem no processo xifoide até sua inserção na sínfise púbica. Caso encontre algum ponto que suscite afastamento dos músculos retos do abdome direito do esquerdo, fixar o dedo nesse ponto e solicitar que o indivíduo realize ligeira flexão cervical, retirando sua cabeça da maca. Se o dedo não for empurrado para cima, logo expulso da parede abdominal, nesse ponto se identifica uma diástase. A partir daí, fazer uma medição, obviamente superficial e inexata, de quantos centímetros aproximadamente os retos se afastam da linha média. Caso se tenha mais de 2,5cm de afastamento, há uma diástase.

CAPÍTULO 9

Problemas com avaliação postural estática

Conhecidas as cadeias musculares, gostaria de propor uma abordagem de avaliação diferente. Claro que a avaliação postural estática é importante, porém não vivemos na estática.

Aliás, sabemos que a estática não existe, visto que o equilíbrio é baseado em um desequilíbrio anterior. Levando isso em consideração, nada mais lógico que também se avalie de forma simples e rápida esse corpo por meio das suas dinâmicas cadeias musculares que levam o corpo para o movimento.

A minha grande crítica com a avaliação postural estática que costumamos aprender na maioria das nossas formações é que essa avaliação estática não é fidedigna.

O equilíbrio estático está baseado em um desequilíbrio anterior, para reencontrar o equilíbrio dentro de nossa base de sustentação. Após aproximadamente 20 segundos de bipedestação, o corpo entra em movimento oscilatório para a reequilibração postural. Não parece muito lógico, então, realizar a avaliação postural na estática, já que essa estática não existe.

Segundo Léopold Busquet, as cadeias musculares são circuitos de forças organizadores que transitam a todo momento pelo

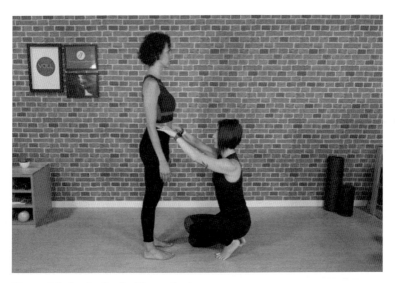

Figura 9.1 Avaliação dos ilíacos de aluna.

Problemas com avaliação postural estática | 75

corpo. Uma vez que sujeitos à força gravitacional e à força de peso normal, essa força organizadora corporal é contínua pelos trajetos das cadeias musculares.

Diante dessa informação, têm-se subsídios suficientes perante essa força que não cessa no corpo para realizar uma boa avaliação dinâmica.

CAPÍTULO 10

Avaliação postural dinâmica

Uma sugestão importante para a avaliação postural é estar atento para todos os movimentos do indivíduo a ser avaliado desde o primeiro contato. Porque no instante em que começar oficialmente a avaliação solicitando que o paciente fique em bipedestação para começar a análise, automaticamente ele se tensionará.

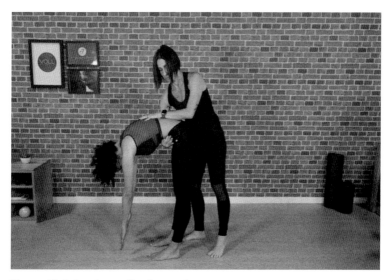

Figura 10.1 Janaína avaliando sua aluna.

A tensão acontece porque o aluno está em análise. Quem ficaria relaxado, exposto, a uma análise criteriosa do corpo? É normal então que esse indivíduo automaticamente tente se corrigir, podendo assim comprometer de forma importante a avaliação postural.

Começar a análise nos pequenos momentos em que o indivíduo relaxa, visto que não conseguiria manter essa correção por longo período. Para que isso acontecesse, esse corpo despenderia de muita energia, desrespeitando a lei mecânica da economia.

Ao analisar por outro ponto de vista simplista, por que um indivíduo não consegue manter-se por muito tempo tentando se corrigir? Por que ele não pode ou por que ele não quer?

Obviamente a resposta é porque ele não consegue, seus músculos, suas dores, suas limitações não o permitirão.

Avaliação estática

A partir daí observar novamente a estática desse indivíduo, lembrando sempre que a estática tende a ser enganosa.

Pode haver um pé com pisada supinada, que na verdade estará em supinação, para a reequilibração de possível cadeia de fechamento no ilíaco. Isso levaria para uma pisada pronada, porém, diante do esquema compensatório inteligente do corpo, assumirá a posição oposta, de forma excêntrica, para a reequilibração.

Assim, o esquema de proteção desse corpo não realiza torções no joelho, por exemplo. Devido a essa questão somente anotar as alterações estáticas observadas, a fim de montar o quebra-cabeça desse esquema corporal, mas realizar todos os testes dinâmicos que serão citados ao longo do livro para ratificar o observado diante da estática.

Avaliação da unidade tronco

Com o aluno em pé e com os pés alinhados conforme descrito anteriormente, solicitar que ele eleve os membros superiores em 90º de flexão de ombro. A partir daí solicitar que o avaliado junte ambas as mãos à frente do corpo em flexão horizontal. Nessa posição observar qual está mais à frente.

Caso a mão direita esteja à frente, é verificada uma cadeia muscular cruzada anterior esquerda ou uma cadeia muscular cruzada posterior direita. Também é possível estar diante de ambos os casos, onde se observa uma rotação da coluna para a esquerda.

Caso a mão que se encontre à frente seja a esquerda, será observada uma cadeia muscular cruzada anterior direita, ou uma cadeia muscular cruzada posterior esquerda, ou ainda as duas cadeias. Nesse caso, será encontrada uma rotação da coluna para a direita. Em seguida avaliar a cadeia de flexão da unidade tronco levando-a para a extensão para observar o grau de liberdade da cadeia de flexão, além da qualidade de seu movimento.

Ao contrário, levar a coluna para flexão avaliando, assim, a liberdade de cadeia muscular de extensão, além da qualidade do movimento de extensão. Porém, antes de se avaliar o TFP (teste de

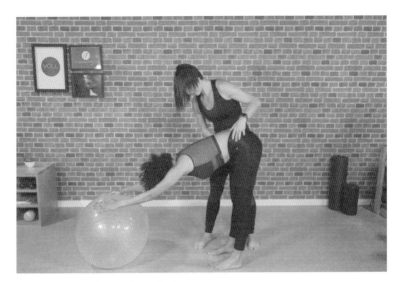

Figura 10.2 Avaliação da unidade tronco.

flexão em pé), é muito importante que se tenha um bom entendimento de mecanicamente o que se considera enrolamento satisfatório do tronco durante o TFP.

O rolamento foi descrito por Madame Béziers e Madame Piret, também chamado de movimento fundamental do tronco. A seguir citam-se os movimentos de:

- Flexão.
- Extensão.
- Inclinação lateral.

Como acontece o enrolamento do tronco

Para o enrolamento do tronco lembrar que é realizado entre duas esferas: a cabeça e a pelve, portanto o movimento consiste em aproximá-las.

Durante a flexão da coluna se observam as seguintes ações:

- Retos abdominais elevam o púbis.
- Retos abdominais abaixam o esterno em direção ao umbigo.

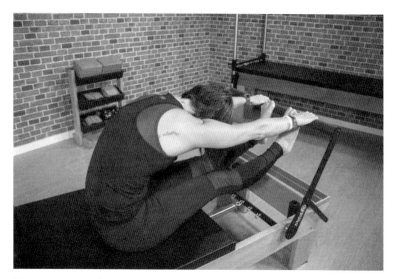

Figura 10.3 Enrolamento do tronco.

- Cadeia flexora enrola o tronco, que se flexiona sobre si mesmo e concentra todo o volume visceral.
- Cadeia de extensão (ou posterior) encontra o equilíbrio e direciona o movimento.
- Cadeia de extensão armazena energia cinética para o posterior retorno à posição neutra da coluna.

Pode-se verificar que as cadeias musculares de flexão e extensão trabalham em conjunto durante o enrolamento. Uma delas trabalha em concentricidade e outra em excentricidade.

Na unidade cervical, o enrolamento da cabeça acontece pela contração dos músculos supra e infra-hióideos. Eles realizam a ação de aproximação do queixo com o esterno.

A base da cabeça é esfenoideana, portanto se prolonga para trás da coluna vertebral e à frente pelos ossos da face.

Já a pelve também é uma abóbada invertida. Para o movimento de enrolamento as duas esferas se aproximam, formando o eixo anterior: osso hioide, esterno e púbis, sendo intercalados por extensas massas musculares. Formando o pilar: hioesterno abdominal.

A esfera pélvica possui a seguinte ação durante o enrolamento da unidade cervical: direciona o sacro e todo o eixo vertebral posterior em direção ao processo odontoide.

Durante o enrolamento, o disco intervertebral, do sacro até a segunda vértebra cervical, transforma-se em uma haste flexível. Ela é formada pela contração da cadeia muscular de flexão e controlada pelos músculos da cadeia de extensão.

Os músculos da cadeia de extensão são responsáveis por direcionar e coordenar o movimento. Quando o eixo anterior se encurta durante o enrolamento, aproximando a cabeça da pelve, as duas cinturas laterais devem ser simétricas, sendo vistas de frente.

No enrolamento cervical, flexiona. Com as forças musculares que se centram no hióideo, a flexão cervical ocorre juntamente à báscula da cabeça. Assim, a cabeça se aproxima do esterno.

O movimento segue a partir de todas as vértebras cervicais até a sexta vértebra dorsal. As primeiras costelas são deslocadas para trás e se posicionam de forma oblíqua para o alargamento do tórax, enquanto o esterno se desliza para baixo em direção à pelve.

Já na pelve se observa uma mecânica parecida na articulação sacroilíaca. Quando a pelve se enrola em direção à cabeça, o sacro também se move de forma anterior e superior. Essa contranutação se difunde até a sexta vértebra dorsal.

Ao passar por T12 (12ª vértebra torácica), as três últimas costelas serão tracionadas para trás e para baixo. Dessa forma, o tórax aumenta seu volume, aproximando o esterno e a pelve em direção ao umbigo.

Ações musculares

Sem músculos não há movimento, então serão as ações musculares.

Todos os músculos acima do osso hioide participam dos enrolamentos da unidade cabeça. Portanto, os músculos da face, mastigação, deglutição e pré-vertebrais estão presentes.

Por exemplo, ao mover a cervical em flexão na intenção de começar um enrolamento, os hioideos são acionados. Porém, se o masseter não estiver em contração, nada acontecerá além da boca se abrir.

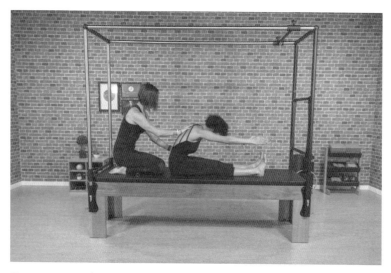

Figura 10.4 Avaliação de enrolamento de tronco sentada.

A ação de enrolamento se iniciará pelos músculos infra-hióideos que tem como principal função fixar o osso hioide. O osso hioide é o principal dissipador das forças que partem da cabeça ou que sobem do esterno.

Quando o movimento de enrolamento da cabeça se inicia por meio do atlas-áxis, os infra-hióideos e os músculos pré-vertebrais se contraem. Entre esses músculos são:

- Constritor da faringe.
- Estilofaríngeo.
- Constritor médio da faringe.
- Constritor inferior da faringe.

Dessa maneira, pode-se concluir que o enrolamento da cabeça acontece da seguinte maneira:

- Começa pelos músculos supra-hióideos.
- Segue com a contração dos infra-hióideos, que gera o movimento de enrolamento das colunas cervical e torácica.

A ação desses músculos sobre a unidade da coluna cervical é muito importante. Por isso deve ser muito bem coordenada, evitando a ação do esternocleidomastóideo. Esse músculo faz parte das cadeias cruzadas e pode gerar um padrão rotacional no enrolamento.

Os músculos seguem gerando grande alavanca, esse movimento é gerado pela ação dos:

- Pequenos e grandes retos da cabeça.
- Longuíssimo do pescoço.
- Escalenos, que tracionam as primeiras costelas para trás e para cima.
- Esterno.
- Músculos abdominais, que tracionam o esterno para baixo de forma que todo o vetor anterior esteja tensionado.

Esse movimento das duas primeiras costelas somado ao do esterno é responsável por todo o enrolamento torácico.

Os intercostais profundos agem por solidariedade até as últimas costelas, porém só as costelas externas (até a terceira costela) serão movidas lateralmente. A partir da quarta costela, serão direcionadas para trás, para baixo e para fora, movimentos esses realizados pelo oblíquo externo.

Já na orientação de enrolamento na unidade pélvica, os músculos responsáveis por essa ação são os perineais.

Em suas fibras longitudinais, tornam-se prolongamento dos retos abdominais aproximando o ísquio do púbis. Em suas fibras transversas aproximam os ísquios, promovendo discreta abertura das asas ilíacas para o conforto da massa visceral.

A ação do períneo empurra a plataforma do sacro para trás até aproximadamente a quinta vértebra lombar. Assim acontece o enrolamento do púbis para cima e para dentro acionando os músculos retos abdominais, que se contraem em direção ao umbigo, aproximando simultaneamente o púbis e o esterno em retroversão pélvica.

Esse enrolamento deve ser respeitado e muito bem organizado durante a prática do Pilates e do treinamento funcional. A seguir, algumas sugestões de como ele deve ser instruído para os alunos. Também será mostrado como identificar possíveis compensações e desorganizações comumente observadas em alunos.

Fatores de enrolamento bem coordenado

Para que o movimento ocorra de forma bem coordenada, deve-se observar um C profundo na coluna vertebral. Ele deve percorrer toda sua extensão sem nenhum tipo de linha de quebra.

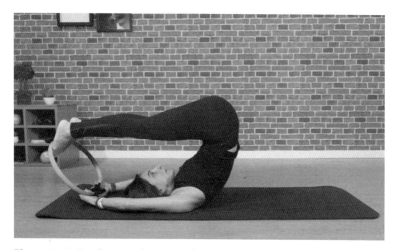

Figura 10.5 Enrolamento bem coordenado.

Uma articulação, qualquer uma delas, com falta de movimento levará ao aumento de mobilidade das articulações subsequentes. A esse aumento de mobilidade compensatório dá-se o nome de linha de quebra.

Seu nome vem da quebra que acontece no C profundo, arredondado e perfeito, gerado durante o enrolamento.

Esse fenômeno se dá para qualquer movimento da coluna:
- Flexão.
- Extensão.
- Flexões laterais.

Teste de flexão em pé (TFP)

Realizar também o teste de flexão em pé (TFP) por meio de um teste tônico, testes esses desenvolvidos pelo Professor Doutor Leonardo Machado, portanto passivo, guiado pelo instrutor para a flexão de coluna, avaliando, dessa maneira, a cadeia muscular de extensão.

Nos testes tônicos são observadas a quantidade de movimento possuidor de cada cadeia muscular, mas sobretudo a qualidade do movimento que será permitido por cada cadeia muscular.

Para avaliar a cadeia muscular de flexão, levar a coluna do aluno para a extensão realizando, dessa forma, o teste de extensão em pé (TEP). Em ambos os testes, observar a primeira barreira motriz do aluno.

A primeira barreira motriz é muito sutil e significa onde o corpo pede para parar, ou começa a se compensar para realizar o movimento, portanto o teste deve ser feito de forma muito lenta para que se possam notar essas compensações.

Caso seja encontrada uma translação de tronco, existem duas cadeias cruzadas, uma anterior e a outra posterior, para o mesmo lado da translação.

Para finalizar, realizar o teste de flexão lateral (TFL) levando o aluno para a flexão lateral, a fim de avaliar as cadeias musculares de flexão e extensão do mesmo lado. Caso o TFL se encontre facilitado para a esquerda, há duas cadeias musculares sob tensão: a de extensão e flexão à esquerda.

No TFP, ainda é observada a movimentação dos joelhos, se eles tendem para a extensão durante o teste, indicando uma cadeia de extensão nos membros inferiores, ou a uma leve flexão durante o TFP, indicando uma cadeia muscular de flexão nos membros inferiores.

Teste de extensão em pé (TEP)

Nessa avaliação quantitativa e qualitativa de movimento, levar o aluno para a extensão de coluna, avaliando assim a cadeia muscular de flexão. Observar, além de quanto ele é capaz de realizar de movimento em extensão, a qualidade dessa extensão, que deve ser uma curvatura em C profundo da coluna, partindo da coluna cervical, seguindo pelas colunas torácica e lombar para um teste normal. Porém, em colunas do tipo funcional estática, é muito comum verificar o movimento ser realizado somente nas colunas cervical e lombar, o que indica imobilidade na coluna torácica. Outra opção para as colunas do tipo funcional estática é não se observar nenhum tipo de flexibilização para a extensão da coluna vertebral, o que indicará uma cadeia muscular de flexão extremamente tensa em sofrimento.

Avaliação da unidade cervical

A avaliação da unidade cervical é feita com 4 movimentos realizados de forma dinâmica pelo indivíduo:

- Solicitar que o aluno olhe um suposto avião passando à sua direita: cadeia de flexão mais cadeia cruzada posterior direita em tensão, evitando que o movimento de rotação e extensão cervical aconteça pelo lado direito.
- Solicitar para que ele olhe um suposto avião passando à sua esquerda: a possível limitação ou dor nesse movimento indicará tensão na cadeia de flexão mais a tensão da cadeia cruzada posterior esquerda, limitando o movimento de rotação e extensão da cervical à esquerda.
- Solicitar que o indivíduo olhe para a posição do Jesus crucificado (imagine o pescoço de Jesus Cristo após a crucificação) à direita. Em possíveis tensões ou dores geradas nesse movimento trata-se das cadeias de extensão e cruzada anterior esquerda que limitará o movimento de rotação e flexão da cervical à direita com sua tensão.
- Solicitar que o indivíduo olhe para a posição de Jesus crucificado à esquerda, onde serão testadas as cadeias de extensão e cruzada anterior direita que, com suas possíveis tensões, prejudicarão o movimento de rotação e flexão da cervical à esquerda.

Avaliação da pelve

Nesse momento, já se têm os três pontos anatômicos importantes diagnosticados em qual posicionamento se encontram os ilíacos, dados esses citados na tabela das alterações ilíacas, mas, para confirmar se a análise estática está correta, utilizar uma confirmação dinâmica. Na anterioridade, têm-se uma cadeia de extensão em membro inferior apresentando um *recurvatum*. Já na posterioridade, existe tensão na cadeia de flexão, com flexo de joelho. Essas alterações já foram observadas no TFP e deverão ser coerentes os resultados encontrados. Nenhuma observação na avaliação é realizada aleatoriamente, todas as peças devem se juntar de forma coerente como um grande jogo de quebra-cabeça.

Há quatro esquemas de posicionamento ilíaco, no caso da anterioridade pode-se encontrar uma falsa perna longa e, ao contrário, no caso de uma posterioridade, uma falsa perna curta. Basta imaginar o ilíaco girando como uma roda gigante. Para a anterioridade a roda gigante gira para a frente, abaixando o membro inferior, já para a posterioridade, ela gira para trás, subindo o membro inferior.

Para verificar se a análise está correta, deitar o indivíduo, juntar ambos os maléolos internos da tíbia e observar se o esquema acima é verdadeiro.

Caso haja posterioridade ilíaca, a perna do lado da posterioridade estará mais curta, ou a perna contrária à posterioridade estará mais longa.

O mesmo esquema corporal será encontrado no caso da anterioridade, porém a falsa perna longa estará do lado da anterioridade e a falsa perna curta do lado contrário à anterioridade.

Caso exista um esquema de abertura ilíaca, têm-se 3 pontos altos no ilíaco, que subiu gerando, em um primeiro processo de compensação, falsa perna curta, já que o acetábulo se encontra posicionado no ilíaco, onde se articulara a cabeça do fêmur. Diante da abertura ilíaca, encontra-se do lado da abertura uma falsa perna curta, ou do lado contralateral uma falsa perna longa. Diante de um fechamento, encontra-se uma falsa perna longa do lado do fechamento, pois o ilíaco encontra-se com 3 pontos baixos, e uma falsa perna curta do lado contralateral ao fechamento.

Diante das aberturas e fechamentos ilíacos, caso essas disfunções ainda nesse momento geradas por alterações tônicas, portanto musculares, não forem corrigidas, em médio prazo o corpo adotará um segundo esquema compensatório para o reequilíbrio dessa diferença de comprimento dos membros inferiores. Pensar em um primeiro momento, no caso de abertura ilíaca, que se têm 3 pontos altos e, portanto, uma falsa perna curta. O corpo tentará se reequilibrar para a bipedestação e para uma marcha mais eficiente da seguinte maneira: acionando a cadeia de abertura dos membros inferiores, criando um varo de joelho para tentar equalizar essa diferença no comprimento dos membros inferiores, já que o varo aumenta a projeção do membro inferior no espaço, que poderá ser um verdadeiro varo, caso aja em conjunto com a cadeia de flexão também dos membros inferiores ou, ainda, um falso varo quando atua em tensão conjunta com a cadeia de extensão dos membros inferiores. Ainda, no caso de 3 pontos ilíacos baixos, portanto, um fechamento, o valgo de joelhos será o segundo esquema compensatório corporal, já que ele diminui a projeção do membro inferior no espaço. Mais adiante serão mais bem entendidas as alterações do joelho. Por enquanto, preocupar em realizar um exame criterioso na pelve e, para tanto, executar o teste de *downing*, de forma a identificar assertivamente a alteração dos ilíacos.

Conforme citado nos casos de fechamento e abertura, deve-se certificar da análise clínica por meio do teste de *downing*. Para um teste de *downing* normal, primeiro retirar as influências tônicas rodando interna e externamente os tornozelos do avaliado, bem como para a abdução e adução. Para tanto, devem-se retirar as influências tônicas musculares e em seguida fazer o teste com os maléolos da tíbia alinhados. A partir desse alinhamento, levar um dos membros inferiores para o valgo, pertencente à cadeia de fechamento, testando assim sua cadeia de abertura que, se estiver livre de tensões, permitirá que o membro inferior testado diminua sua projeção no espaço, portanto, diminuindo, posicionando-se acima do maléolo contrário. Em seguida, levar o mesmo membro inferior para o varo, pertencente à cadeia muscular de abertura dos membros inferiores, testando a cadeia muscular de fechamento que, se estiver livre de suas tensões, aumentará a projeção espacial do membro inferior em teste, que se posicionará agora abaixo do maléolo contrário.

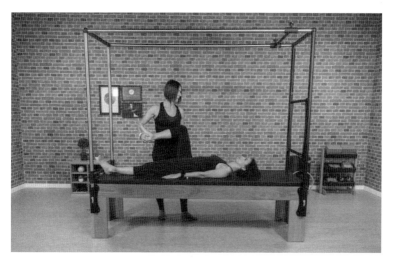

Figura 10.6 Teste de *downing*.

Em esquema de abertura, o ilíaco nesse posicionamento levará o membro inferior correspondente ao lado da abertura ao varismo, segundo esquema compensatório. Para testar o membro inferior em questão, retirar suas influências tônicas alinhando os maléolos e levar o membro inferior ao varo, e a perna deve alongar-se, pois a cadeia de fechamento dos membros inferiores estará livre de tensões. Em seguida levar a perna ao valgo, dessa vez sem retirar as influências tônicas, e o membro inferior não se alongará porque a cadeia de fechamento não permitirá seu estado de tensão.

Diante de um esquema do ilíaco em fechamento, aplicar também o teste de *downing*. Com os mesmos critérios tônicos aplicados, realizar o teste com os maléolos tibiais alinhados. O ilíaco em fechamento levará o membro inferior ao valgo em um segundo esquema compensatório, então levar o membro inferior ao varo e o membro inferior não aumentará sua projeção no espaço, pois a cadeia de fechamento com sua tensão não permitirá. Quando se leva o membro inferior ao valgo ele se encurtará, pois a cadeia de abertura estará livre de tensões.

Porém, se houver influências viscerais em conflito, como, por exemplo, força centrípeta na unidade tronco, levando o ilíaco para o fechamento, somada a uma força também centrípeta na pelve menor, tracionando o ilíaco para a abertura, o teste de *downing* poderá estar parasitado, não alongando o membro inferior, tão pouco o encurtando diante do teste. Diante do resultado exposto para o teste, buscar as respostas, na entrevista citada no início do livro, em busca de alterações patológicas no sistema visceral, dificultando o trabalho por se encontrar, muitas vezes, doenças médicas.

Cadeias musculares

A seguir, serão descritas as cadeias musculares dos membros inferiores, e também, suscintamente, as cadeias musculares relacionadas ao quadril. Como dito acima, didaticamente são separadas em unidades, mas uma complementa e se sobrepõe à outra. As unidades geram as alterações anatômicas e funcionais que encontram em consultórios, academias e estúdios de Pilates a todo momento.

Portanto, as duas cadeias (pelve e membro inferior) serão comentadas apenas como forma de explicar enfaticamente as alterações de joelho, mas reforço que uma alteração em unidade de membro inferior pode gerar alterações significativas em tronco também. Uma alteração de unidade cervical pode gerar consequências no quadril e assim por diante.

Nosso organismo em sua inteligência é capaz de gerar as mais prováveis e improváveis compensações adotadas pela biomecânica.

Os músculos que participam e/ou são responsáveis pelos desalinhamentos de ilíaco são:

- Anterioridade de ilíaco: reto femoral e quadrado lombar.
- São encontradas à palpação: espinha ilíaca anterossuperior (EIAS) baixa + crista ilíaca (CI) mais baixa (descendo) + ilíaca posterossuperior (EIPS) alta.
- Posterioridade de ilíaco: isquiotibiais e reto abdominal.
- Encontradas: EIAS alta + CI mais alta (subindo) + EIPS baixa.
- Abertura de ilíaco: glúteos (sobretudo o glúteo médio) e períneo.
- Encontrados: os três pontos anatômicos supracitados, todos altos.

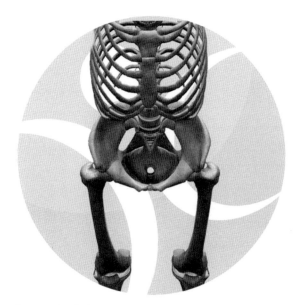

Figura 10.7 Pelve.

- Fechamento de ilíaco: adutores e oblíquos abdominais.
- Encontrados: os três pontos anatômicos supracitados, todos baixos.

Membro inferior

Em relação aos membros inferiores os músculos que podem participar de desalinhamentos são:

Cadeia de flexão dos membros inferiores

- Iliopsoas.
- Psoas menor.
- Obturadores internos e externos.
- Gêmeos superiores e inferiores.
- Semimembranoso.
- Poplíteo.

- Extensor longo dos dedos.
- Lumbricais.
- Quadrado plantar.
- Flexor curto do hálux.
- Flexor curto do dedo mínimo.

Essa cadeia em tensão levará a:
- Posterioridade ilíaca.
- Flexão de quadril.
- Flexão de joelhos (flexo de joelho).
- Flexão do arco plantar (pé cavo).
- Flexão dorsal dos tornozelos.
- Flexão dos dedos (dedos em martelo).
- Esporão de calcâneo.

O pé cavo poderá não se manifestar durante a marcha. Porém, as tensões constantes da musculatura plantar favorecerão a retração da aponeurose plantar, onde essas forças permanentes poderão levar ao aparecimento do esporão do calcâneo.

Cadeia de extensão dos membros inferiores

- Glúteo máximo.
- Quadrado femoral.
- Reto femoral.
- Vasto medial.
- Sóleo.
- Flexor curto dos dedos.
- Interósseos.
- Extensor curto dos dedos.
- Extensor curto do hálux.

Essa cadeia em tensão levará a:
- Anterioridade ilíaca.
- Extensão de quadril.
- Hiperextensão de joelho (*genum recurvatum*).

- Extensão do tornozelo.
- Extensão do arco plantar (com arco pouco evidente – pé plano).
- Extensão dos dedos (sendo esse posicionamento uma importante marca da cadeia de extensão atuante) onde o apoio se faz sobre a cabeça dos metatarsos, evidenciando um tipo de desenvolvimento fisiopatológico da fascite plantar.

Cadeia de abertura dos membros inferiores

- Sartório.
- Tensor da fáscia lata.
- Glúteo máximo.
- Glúteo médio.
- Glúteo mínimo.
- Piriforme.
- Cabeça longa do bíceps femoral.
- Cabeça curta do bíceps femoral.
- Tibial anterior.
- Extensor longo do hálux.
- Vasto lateral.
- Gastrocnêmio medial.
- Tibial posterior.
- Flexor longo dos dedos.
- Adutor do hálux.
- Oponente do dedo mínimo.

Essa cadeia em tensão levará a:
- Abertura do ilíaco.
- Rotação externa do quadril.
- Abdução do quadril.
- Varo de joelho.
- Varo de calcâneo.
- Eversão do tornozelo.
- Hálux valgo, sendo esse um grande marco evidenciando a cadeia de abertura.

Porém, com a vida moderna, não se pode olhar um hálux valgo e afirmar que estamos diante de uma cadeia de abertura. Isso, sobretudo em mulheres, devido ao uso de calçados desapropriados à arquitetura plantar.

O indivíduo tende a ter entorses em eversão. Além de a projeção do espaço que o membro inferior ocupa ser expandida, também levará o membro inferior a uma resultante de *alongamento*, gerando falsa perna longa.

Cadeia de fechamento dos membros inferiores

- Pectíneo.
- Adutor magno.
- Adutor curto.
- Adutor longo.
- Grácil.
- Semitendinoso.
- Vasto medial.
- Gastrocnêmio lateral.
- Fibular longo.
- Fibular curto.
- Fibular anterior.
- Abdutor do dedo mínimo.
- Abdutor do hálux.

Essa cadeia em tensão levará a:
- Fechamento do ilíaco.
- Rotação interna e adução do quadril.
- Joelho valgo.
- Valgo de calcâneo.
- Inversão do pé.
- Hálux valgo.

A retração do membro inferior no fechamento leva a uma resultante de *encurtamento* da perna, diminuindo sua projeção no espaço.

CAPÍTULO 11

Tipos de joelho (valgo e varo)

Vimos acima como a cadeia de fechamento e de abertura influenciam diretamente nas disfunções de joelho valgo e varo, respectivamente.

Mas, como o corpo humano envolve mais complexidade, ao associar cadeias de flexão e de extensão às cadeias de fechamento e abertura, podem-se encontrar 4 tipos de joelhos:

- Verdadeiro varo: uma cadeia de flexão + uma cadeia de abertura. Ou seja, um flexo de joelho associado a uma rotação externa do quadril e demais conformações ao longo do membro inferior.
- Verdadeiro valgo: uma cadeia de flexão + uma cadeia de fechamento. Ou seja, um flexo de joelho associado a uma rotação interna do quadril e demais conformações ao longo do membro inferior.
- Falso varo: uma cadeia de extensão + uma cadeia de fechamento. Ou seja, uma hiperextensão de joelho associada a uma rotação interna de quadril e demais conformações ao longo do membro inferior.
- Falso valgo: uma cadeia de extensão + uma cadeia de abertura. Ou seja, uma hiperextensão de joelho associada a uma rotação externa do quadril e demais conformações ao longo do membro inferior.

Determinando se o membro inferior é curto ou longo

Podem-se ainda usar alguns detalhes teóricos.

Analisar na prática se no(s) membro(s) inferior(es) a ser tratado(s) existe um encurtamento verdadeiro ou falso, bem como se há um membro longo verdadeiro ou falso.

- Verdadeiro membro inferior curto: encontraremos um ilíaco em anterioridade + uma cadeia de abertura nesse ilíaco. Ora, ver se faz sentido: um ilíaco anterior e em abertura deveria sugerir uma perna mais longa. Caso nos testes sejam encontrados esses desalinhamentos supracitados e em vez de uma

perna longa uma perna curta, há uma verdadeira perna curta. E o raciocínio se repete para as demais citações abaixo.
- Verdadeiro membro inferior longo: encontraremos um ilíaco em posterioridade + uma cadeia de fechamento.
- Falso membro inferior curto: encontraremos então uma posterioridade do ilíaco + uma cadeia de fechamento.
- Falso membro inferior longo: encontraremos uma anterioridade do ilíaco + uma cadeia de abertura.

Com essa análise poderemos avaliar se:
- O membro é realmente curto e/ou longo.
- O membro está curto e/ou longo nesse momento.

Podemos determinar isso a partir do momento que alinharmos o ilíaco e a diferença se anular. Para alinhar o ilíaco em questão, devem-se relaxar as musculaturas que estão em tensão. Essas seriam todas as musculaturas que desalinham o ilíaco e estão descritas acima neste texto.

Como realmente saber se existe discrepância

Quero fazer uma ressalva muito importante:

Só se tem certeza absoluta se existir um membro inferior com real discrepância se houver em mãos um exame. O exame radiológico de escanometria dos membros inferiores com carga é a única maneira de determinar.

Sem esse exame pode-se tentar tirar a prova por meio da análise citada acima. Mas não se têm condições clínicas de afirmar uma real diferença de membros, mesmo com os testes.

Indivíduo com um verdadeiro joelho valgo

Esse indivíduo teoricamente apresentará:
- Flexo de joelho.

- Rotação interna de quadril.
- Valgo de joelho.
- Valgo de calcâneo.
- Pronação do pé.

Seria muito simples e fácil se fosse assim, didaticamente falando. Novamente, precisamos lembrar que o corpo se adapta de diversas formas de compensações para respeitar as 3 leis que conhecemos.

Compliquemos a situação.

Esse mesmo indivíduo apresenta verdadeiro valgo em ambos os joelhos. O corpo, muito sábio, pode realizar um varo de calcâneo para tentar restabelecer o equilíbrio. Em um verdadeiro valgo pode haver valgo também de calcâneos com pronação dos pés.

O corpo ainda pode realizar uma eversão de antepé. Assim, cria-se uma torção no arco plantar, tudo como forma de se reequilibrar.

Indivíduo com joelhos verdadeiros varos

Na teoria, esse indivíduo deveria apresentar:

- Calcâneos em varos.
- Pisada supinada.

Porém, para evitar deslocamentos significativos na marcha, por exemplo, o corpo pode adotar calcâneos em valgo.

Também podem-se encontrar nesse indivíduo um membro inferior com um verdadeiro valgo e outro com falso varo.

No corpo, pode haver tanto o trivial quanto as mais complexas formas de reequilíbrio. Já se têm alguns dados importantes para fechar o diagnóstico para as alterações mecânicas dos membros inferiores. Foram obtidas indicações estáticas de joelhos em extensão ou flexão observadas na avaliação postural durante a vista lateral, assim como a confirmação dessa mecânica durante o TFP, caso o joelho tenha hiperestendido no momento do TFP (indicativo de uma cadeia de extensão nos membros inferiores), caso o joelho tenha tendido a uma flexão (cadeia muscular de flexão atuando nos membros inferiores).

Já se sabe também, por meio da análise estática dos joelhos, se as patelas estão rodadas internamente (indicando uma cadeia muscular de fechamento dos membros inferiores) ou se estão rodadas externamente (possível acionamento em tensão da cadeia muscular de abertura). Tem-se o conhecimento do teste de *downing*, portanto, dados suficientes para concluir se estamos diante de qual alteração biomecânica do joelho, sendo que os possíveis comprometimentos dos joelhos são quatro:

1. Verdadeiro varo: composto pela cadeia muscular de flexão e da cadeia muscular de abertura dos membros inferiores em tensão (varo com as patelas "olhando" para fora).
2. Falso varo: gerado pela cadeia muscular de extensão em tensão conjunta com a cadeia muscular de fechamento dos membros inferiores (varo com as patelas "olhando" para dentro).

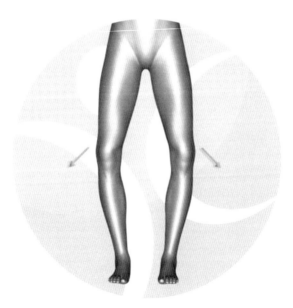

Figura 11.1 Verdadeiro varo.

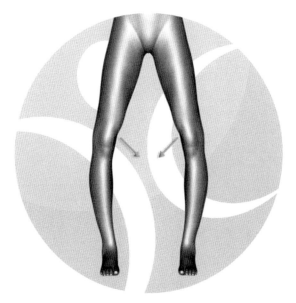

Figura 11.2 Falso varo.

3. Verdadeiro valgo: mecanismo construído pela tensão conjunta das cadeias musculares de flexão e fechamento dos membros inferiores (valgo com patelas "olhando" para dentro).
4. Falso valgo: cadeias musculares de extensão em tensão somadas à tensão da cadeia muscular de abertura dos membros inferiores (valgo com paletas "olhando" para fora).

Podem-se ainda, em compensação avançada, encontrar um falso valgo com flexão de joelho, mais irradiação de tensão para os adutores. Nessa alteração biomecânica, deve-se observar o posicionamento do pé do avaliado que, por excesso da tensão gerada pelos adutores do quadril, estará com o desabamento do arco plantar com pisada pronada nos pés, rotação interna, além de apresentar valgismo de tornozelo.

A avaliação dos pés faz parte da avaliação da unidade membros inferiores, sendo imprescindível a análise estática e dinâmica para saber lidar com suas alterações. É necessário analisar se as alterações mecânicas encontradas nos pés são primárias ou tenta-

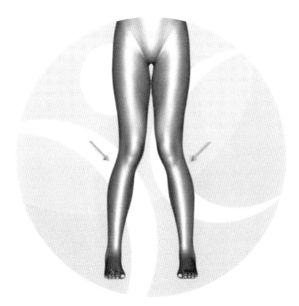

Figura 11.3 Verdadeiro valgo.

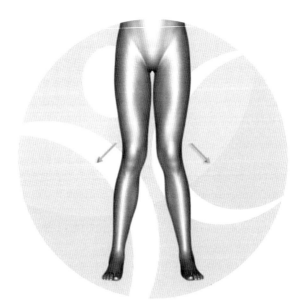

Figura 11.4 Falso valgo.

tivas de reequilibração postural. Para tanto, é imprescindível identificar a zona primária ou a zona alvo da lesão, tratá-la, e após o procedimento saber claramente se a lesão é ascendente, parte dos pés para os joelhos, ou descendente, parte dos joelhos para o pé. Caso a lesão ascenda, começar a tratar os desarranjos mecânicos pelos pés, e, ao contrário, se descende, tratar os joelhos resolvem as alterações podais.

CAPÍTULO 12

Zona primária da lesão

A zona primária da lesão é o ponto onde as compensações começaram a ser geradas. Elas surgiram para que o corpo obedeça às três leis que o regem:
- Lei do conforto.
- Lei do equilíbrio.
- Lei da economia.

Toda essa mecânica estrutural só terá eficácia e respeitará as três leis se a musculatura, seja ela estabilizadora ou produtora de movimento, funcionar de forma coesa, funcional e estruturada.

Caso contrário, o organismo é inteligente o suficiente para gerar mecanismos compensatórios importantes que, a princípio, só funcionarão para a produção do movimento. Isso acontece mesmo que ele produza uma carga excessiva sobre determinada estrutura. Também pode surgir algum enfraquecimento ou encurtamento de músculos.

A longo prazo esse mecanismo, aparentemente efetivo, gerará as mais diversificadas lesões.

Isso quer dizer que existem estruturas que começam a apresentar os primeiros sinais de desgaste mecânico. Caso o ajuste mecânico não seja realizado em tempo, serão estruturas que a médio prazo já apresentarão algum nível de desgaste articular.

Para evitar esse desgaste mecânico excessivo, deve-se exercer o papel de investigadores para descobrir onde foi gerada a primeira zona de lesão. Esse é o primeiro ponto da estrutura corporal que desobedeceu a algumas das três leis citadas por algum motivo, seja ele muscular, visceral ou articular. A osteopatia dá às alterações o nome de microlesões.

Identificando a zona primária da lesão

Para encontrar a zona primária da lesão é muito simples, já aprendemos como identificar qual cadeia muscular cruzada anterior ou de fechamento se encontra tensa.

Tendo isso identificado, levar o indivíduo para o teste de flexão lateral (TFL) e o lado que se encontrar mais facilitado indicará que as cadeias musculares de flexão e extensão daquele mesmo lado se encontram em maior tensão.

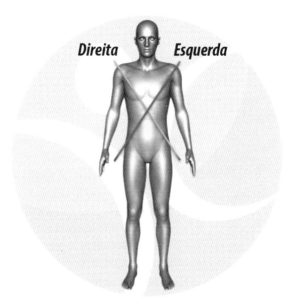

Figura 12.1 Marcar na ficha de avaliação qual cadeia cruzada está mais tensa (marcar somente uma).

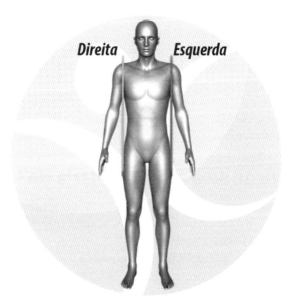

Figura 12.2 Marcar na ficha de avaliação qual lado o TFP está mais tenso.

A partir daí traçar duas linhas imaginárias corporais: uma no trajeto das cadeias musculares de extensão e flexão do lado tenso e outra na cadeia muscular cruzada anterior que se encontra tensa.

A partir daí consegue-se definir onde as linhas imaginárias se encontrarão: se a lesão imaginária está na unidade tronco superior, ou seja, caixa torácica, ou na unidade tronco inferior, lombar.

A zona primária da lesão indicará onde a lesão começou e quais músculos começaram a desorganização postural que posteriormente evoluirá com dor. Caso a zona primária da lesão se encontre no tórax, fazer exames específicos para identificar quais os músculos se encontram encurtados ou fracos. Para tanto, primeiro deve-se entender como funciona o complexo articular do não menos complexo ombro, já que, uma vez definida a zona primária como no tórax, está-se em cima dessa articulação, por onde transitam as cadeias musculares longitudinais do tronco e as cadeias musculares cruzadas do tronco.

CAPÍTULO 13

Anatomia e biomecânica do ombro

Entendendo a zona primária em ombro

A cintura escapular é formada por um conjunto complexo de cinco articulações que devem trabalhar de forma sincronizada e em equilíbrio para que não gere futuras lesões:

- A esternoclavicular que liga o esterno à parte medial da clavícula.
- A articulação acromioclavicular que une o acrômio à parte lateral da clavícula.
- A articulação escapulotorácica que liga as costelas em sua parte posterior à escápula em sua face interna (na verdade é um apoio que se dá).
- A articulação glenoumeral que une a cabeça do úmero à escápula.

Essas articulações devem estar em completa harmonia para que o ombro e a caixa torácica funcionem bem.

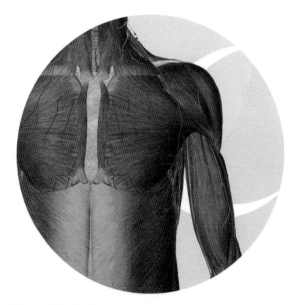

Figura 13.1 Ombro.

Sabe-se que até 90° os movimentos são executados puramente pela glenoumeral. Os problemas começam a aparecer quando se eleva, seja em flexão, seja em abdução, o úmero além de 90°. Pode-se afirmar que isso acontece porque a glenoumeral é uma articulação extremamente móvel e muito instável devido à falta de profundidade da cavidade glenoide.

Sua mobilidade faz com que seja impossível que esses movimentos acima de 90° aconteçam sem uma boa fixação das escápulas, costelas, esterno e clavícula. A glenoumeral facilmente luxaria sem esse auxílio por ser uma articulação esférica e, conforme citado, extremamente móvel.

Movimentos do ombro

O ombro é capaz de realizar os seguintes movimentos:
- Flexão.
- Extensão.
- Rotação interna.
- Rotação externa.
- Adução.
- Abdução.
- Flexão horizontal.
- Extensão horizontal.
- Circundução da glenoumeral.

Já a escápula também se move em conjunto com a articulação glenoumeral fazendo:
- Elevação.
- Depressão.
- Adução.
- Abdução.
- Rotação superior da escápula.
- Rotação inferior da escápula.

O principal músculo da articulação escapulotorácica é o serrátil anterior, é ele que fixa a escápula às dez primeiras costelas. Sua função é permitir bom funcionamento das outras articulações.

Para todo movimento que precise de boa fixação escapular, o serrátil deverá estar acionado. Outro músculo que atua em antagonismo ao conjunto é o trapézio (fibras médias), que, como já se sabe, é potente.

O serrátil e o trapézio fixam a escápula em oposição. Enquanto o serrátil abduz, o trapézio, juntamente com os romboides, aduz as escápulas. Sabe-se que o trapézio, sendo um músculo forte e potente, facilmente vence essa disputa com o serrátil. Isso causa um desequilíbrio de todo esse conjunto. Por isso, a importância da ativação do serrátil.

Além dessa questão, tem-se mais uma situação a contornar na articulação escapulotorácica, que é a diferença da força dos músculos responsáveis pela elevação e depressão da escápula:

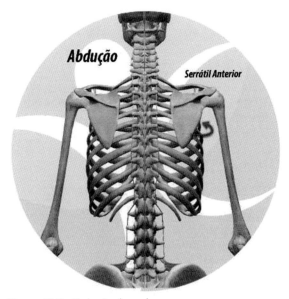

Figura 13.2 Abdução de ombro.

Músculos da elevação

- Parte superior do trapézio, extremamente forte.
- Elevador da escápula, extremamente tenso.

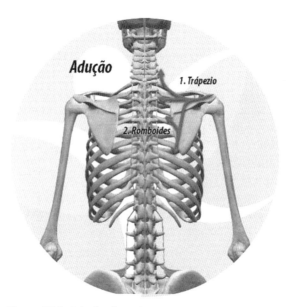

Figura 13.3 Adução de ombro.

- Romboides, trabalham sempre contra a gravidade por sua linha de tração, por isso se tornam mais potentes.

Músculos responsáveis pela depressão da escápula

- Parte inferior do trapézio e serrátil.

Antes do questionamento que o trapézio funciona nas duas ações, tanto na elevação, quanto na depressão da escápula, não esquecer de um pequeno detalhe. As fibras superiores do trapézio, romboides, além de intercostais, escalenos, esternocleidomastoideo, auxiliam o diafragma na inspiração.

Por serem músculos acessórios da respiração eles se tornam mais fortes e tensos. Por essa questão a tendência é a elevação.

Além desses movimentos, a articulação escapulotorácica ainda é capaz de realizar a rotação superior das escápulas por meio dos seguintes músculos:

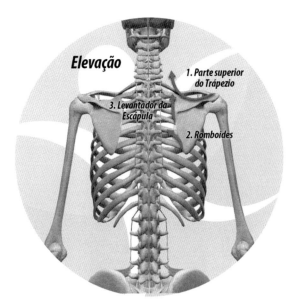

Figura 13.4 Elevação de ombro.

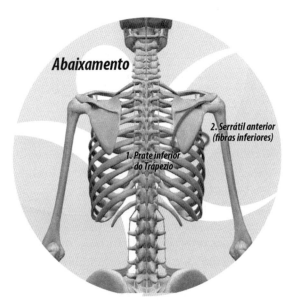

Figura 13.5 Abaixamento do ombro.

Anatomia e biomecânica do ombro

- Serrátil que a abduz.
- Trapézio da parte superior que eleva o acrômio no sentido da cervical.
- Trapézio inferior que traciona a espinha escapular em direção à coluna torácica.

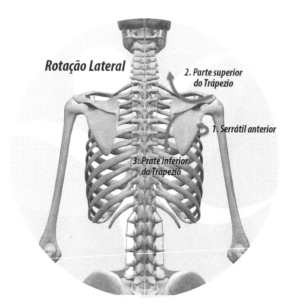

Figura 13.6 Rotação lateral de ombro.

A rotação inferior é realizada pelos romboides, que, por sua distribuição de fibras oblíquas, rodam a escápula, e o levantador da escápula que tem sua inserção na borda superior interna da escápula e a traciona em direção cervical.

Na articulação glenoumeral, o peitoral maior, quando seu ponto fixo está no úmero, as fibras superiores abaixam a clavícula, enquanto as fibras inferiores são inspiratórias.

O latíssimo do dorso, com sua porção fibrosa, é o grande elo entre as duas cinturas. Por ser um músculo que contém fibras em várias direções e poliarticular, é necessário estar sempre atento nas suas compensações que podem ser as mais diversas.

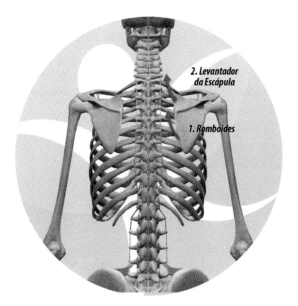

Figura 13.7 Rotação medial de ombro.

Essas compensações podem ser tanto limitantes da flexão dos ombros em sua completa amplitude de movimento, como para o favorecimento da hiperlordose. Ainda existe a possibilidade de existirem as compensações juntas quando em encurtamento em forma de arco. Sendo um músculo que pertence à porção tendinosa, deve estar sempre liberado de suas tensões.

Importância do bíceps

O bíceps braquial é um músculo que realiza a flexão do cotovelo e a supinação da radioulnar, movimentos extremamente funcionais. Ele se contrai constantemente em vários exercícios realizados no Pilates e no dia a dia, sendo muito claro para os profissionais do movimento o quanto esse músculo é importante e funcional.

A biomecânica desse músculo é importante, especialmente estando diante de um indivíduo já sintomatológico. Se o bíceps braquial realizar flexão do cotovelo com seu ponto fixo no úmero, ele trará o antebraço em direção ao braço.

O problema é quando ele inverte seu ponto fixo para o cotovelo, quando isso acontece devemos estar atentos. Ele trará o acrômio em direção ao antebraço, enrolando o ombro e diminuindo mais o espaço subacromial.

Esse movimento também aciona a cadeia muscular cruzada de fechamento ou cruzada da unidade tronco.

Tensões musculares

Se o processo descrito anteriormente acontecer no ombro direito, a cadeia muscular seguirá anteriormente pelo tronco até o quadril esquerdo. Um dos resultados possíveis são tensões do ombro até o quadril.

As tensões são muito comuns em alunos ou pacientes que apresentam qualquer alteração nos ombros. A médio ou longo prazo é possível eles apresentarem também alterações biomecânicas no quadril contralateral.

Nessa porção encontra-se o músculo peitoral menor, o qual tem origem no processo coracoide seguindo até as terceira, quarta e quinta costelas onde se insere. O músculo realiza a extensão do ombro, rotação inferior da escápula, trazendo o processo coracoide mais ainda à frente e para baixo.

Sua ação hiperativada ou o músculo estando em encurtamento aumenta consideravelmente o risco de impacto articular. Ao contrário, em sua ação inspiratória, eleva a terceira, quarta e quinta costelas: ação inerente ao ato respiratório sob esforço.

Logo, é imprescindível o relaxamento desse músculo. Além disso, deve-se avaliar possível fraqueza do trapézio superior. O músculo sai da linha nucal e insere-se nos processos espinhosos de C7 a T12. Ele pode realizar a elevação ou depressão da escápula, em suas fibras inferiores, que deprimem a escápula para a descompressão dos tendões que estão em sofrimento.

Porém, o músculo principal e alvo de todas as atenções será o serrátil, que se divide em três porções:

1. Em sua porção superior segue o trajeto desde o ângulo superior da escápula até a face externa da primeira e segunda costelas.

2. Em sua porção média tem origem na borda medial da escápula até a face externa das segunda, terceira e quarta costelas.
3. Em sua porção inferior origina-se no ângulo inferior da escápula e segue até as quinta, sexta, sétima, oitava e nona costelas.

Quando seu ponto fixo está na escápula, sua ação é inspiratória, já quando seu ponto fixo muda para as costelas sua função é a de rotação superior da escápula para cima, abduzi-la e deprimi-la.

Fatores agravantes

Antes de descrever essa organização, não posso deixar de falar da falta de mobilidade da coluna torácica.

Essa deficiência e suas alterações, sejam retificações, sejam escolioses ou hipercifoses, levarão à perda de mobilidade do gradil costal. Esse pode tornar-se um ponto importante de fixação escapular alterando toda a estrutura biomecânica do complexo do ombro. Somado a esse fator, conforme já citado, também se encontra a mobilidade do gradil costal diminuída nos casos de doenças respiratórias e/ou pulmonares.

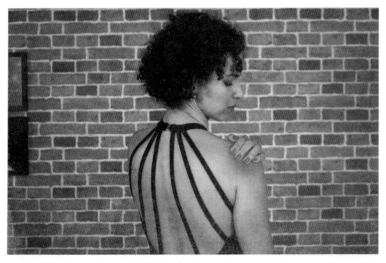

Figura 13.8 Dores no ombro.

Movimento de pistão

Outro movimento importante que o aluno deve ser capaz de fazer é o que se chama de movimento de pistão.

Deve-se orientá-lo a ser capaz de realizar com o ombro em 90º de abdução a depressão da escápula. O movimento deve acontecer sem que haja adução do ombro.

Ele é similar ao movimento de pistão de um carro, por isso a origem do nome. Ao realizá-lo, o paciente ativa as fibras inferiores do trapézio. Ele deve ser capaz de deacoptar a cabeça do úmero da glenoide. Avaliar, então, a independência da articulação escapulotorácica da articulação glenoumeral que, na grande maioria da população, estará inconsciente. O avaliado deve ser capaz de realizar o movimento de pistão, de maneira que não eleve as escápulas, ou sem realizar a adução do ombro.

A seguir fazer uma avaliação mais minuciosa dos músculos supracitados, que poderão estar alterados, quando a zona primária da lesão do avaliado se encontra no ombro.

Testes musculares

A biomecânica do ombro já foi anteriormente discutida, porém agora o objetivo é avaliar os seguintes músculos e grupos musculares: bíceps braquial, peitoral menor, latíssimo do dorso, manguito rotador, trapézio e serrátil. Esses músculos são os principais comprometidos quando a zona primária da lesão é definida no tórax.

Bíceps braquial

O bíceps tem por característica ser um músculo cilíndrico, fusiforme e de feixe volumoso, possui duas porções: a longa que se origina no tubérculo supraglenoidal da escápula e é possuidora de um tendão de origem maior e mais fino. Sua porção curta tem por origem o processo coracoide da escápula e se localiza medialmente à cabeça longa e as duas porções se unem em um único tendão de inserção na tuberosidade do rádio, tem como ações: acessórias à flexão e flexão horizontal do ombro, além de flexionar o cotovelo e supinar a radioulnar. A grande falha que predispõe o bíceps braquial a lesões ocorre por sua íntima relação com a ação dos músculos do manguito rotador e ao fato se sua contração levar à elevação da cabeça do úmero aumentando o impacto desse com as demais estruturas da articulação.

Teste para o bíceps braquial

Aluno em decúbito dorsal, com 90º de flexão de cotovelo, o avaliador exercerá uma pressão no antebraço do avaliado oferecendo resistência à flexão do cotovelo. Durante o teste deve-se observar o quanto de flexão do ombro ocorrerá para que o aluno sustente a contração do bíceps braquial.

Músculos do manguito rotador

Os músculos que pertencem ao manguito rotador do ombro são: redondo menor, infraespinhal, supraespinhal e subescapular. O redondo menor tem sua origem na borda lateral inferior da escápula inserindo-se no sulco interescapular, tendo como ação extensão horizontal e rotação externa do ombro. O infraespinhal tem sua origem na fossa infraespinhal da escápula, seguindo até o tubérculo maior do úmero, e tem como função a rotação externa e a extensão horizontal do ombro. O supraespinhal origina-se na fossa supraespinhal da escápula para também se inserir no tubérculo maior do úmero abduzindo o ombro e, por fim, o subescapular que se origina na fossa subescapular da escápula para também se inserir no tubérculo maior. O úmero tem como função a rotação interna do ombro.

Logo, pode-se entender que um funcionamento mecânico ruim do manguito rotador fixará a escápula aumentando o impacto do bíceps durante sua contração, tirando sua boa centragem para o movimento.

Teste para os redondos maior e menor

Posição do avaliado: em decúbito ventral com flexão do cotovelo, adução, extensão horizontal e rotação interna do ombro, com o dorso da mão apoiado na região lombossacral. O avaliador estabilizará o ombro oposto e aplica uma pressão no sentido da flexão horizontal e abdução do ombro avaliado. No caso de fraqueza muscular, o avaliado será incapaz de manter a sustentação de seu membro superior em extensão horizontal.

Peitoral menor

Normalmente damos pouquíssima importância a esse pequeno músculo de ação peculiar sobre o sistema musculoesquelético. Anatomicamente conhecido como o músculo do tórax, origina-se das segundas às quintas costelas e sua inserção no processo coracoide da escápula. Atua na inspiração forçada, porém em sua ação musculoesquelética leva a escápula para a depressão, abdução e rotação inferior, diminuindo o espaço articular no ombro.

Teste do peitoral menor

Avaliado em decúbito dorsal, posicionar na região cranial do aluno e observar qual ombro se encontra descolado da maca em rotação interna.

Latíssimo do dorso

Em contrapartida ao pequeno peitoral menor, encontra-se um músculo plano e amplo de formato triangular que percorre a região lombar e posterior da parte inferior do tórax em direção ao úmero. Tem sua origem na fáscia toracolombar ao longo dos processos espinhosos de T12 a L5, região dorsal do sacro e crista ilíaca, vindo inserir-se no tubérculo menor do úmero. Esse músculo é responsável pela extensão, adução e acessório na rotação interna do ombro, portanto em seu encurtamento rotaciona internamente o úmero, que em ação conjunta ao peitoral menor aproximará mais a cabeça do úmero ao processo coracoide.

Teste do latíssimo do dorso

Aluno em decúbito ventral com extensão de ombro e adução, a avaliação consistirá da aplicação de uma pressão no sentido oposto no terço distal do antebraço do aluno para a extensão e abdução do ombro. Como resultado, devem-se observar as compensações que podem apresentar-se até mesmo no quadril, uma vez que esse músculo se origina nas vértebras lombares, o que pode interferir no complexo lombopélvico e quadril.

Trapézio

Potente músculo amplo e plano que realiza a elevação da escápula com sua porção descendente, a adução da escápula com sua porção transversa e a depressão da escápula com sua porção ascendente. Origina-se no osso occipital seguindo pelas vértebras de C4 a C7 até T12 para se inserir no terço externo superior da clavícula, borda medial da espinha escapular e acrômio. Testar a força do trapézio, bem como a qualidade do movimento gerado da seguinte forma:

Teste de força do trapézio

O avaliado deverá estar sentado. Solicitar para ele rotacionar e estender a cervical para o lado contrário ao membro superior que será avaliado. O profissional do movimento posicionará uma de suas mãos no ombro a ser testado exercendo força para a estabilização, não permitindo que haja elevação da escápula ou movimento na articulação do ombro. A outra mão do profissional avaliador estará posicionada na nuca aplicando uma pressão para a flexão da cervical sem perder a rotação, dessa maneira o avaliador deverá observar se o aluno é capaz de suportar essa pressão. Caso isso não ocorra, indica que o trapézio é fraco, adiantando que dificilmente há um trapézio fraco. Fazer também o teste para as fibras transversais, onde se aplica a pressão no terço distal do antebraço no sentido da flexão horizontal do ombro. Devem-se observar as compensações no ombro que o avaliado possa tentar realizar para fazer o movimento, detectando, dessa forma, se o músculo se encontra em tensão.

Serrátil anterior

Origina-se entre as nove primeiras costelas para se inserir nos ângulos superior e inferior e na borda medial da escápula. É um músculo delgado de formato quadrangular, situado na parede lateroposterior da caixa torácica, recobrindo as costelas em sua parte posterior e sendo recoberto pela escápula. Em sua ação abduz e realiza a rotação superior da escápula e a fixa junto ao gradil costal; auxilia também na inspiração ajudando a realizar o movimento de elevação das costelas em alça de balde. Normalmente se encontra fraco.

Teste para o serrátil anterior

O avaliado deverá estar em decúbito dorsal com os ombros flexionados a 90º e punhos fechados. O profissional avaliador exercerá uma pressão vertical sobre os punhos do aluno que deverá ser capaz de ativar o serrátil anterior, não permitindo que seus ombros encostem na maca.

Porém, quando a zona primária da lesão se encontra na fossa ilíaca, deveremos estar atentos ao músculo-chave desencadeante para as alterações posturais se iniciarem, o apaixonante psoas.

Conforme já dito, esses testes visam corroborar as compensações de cada músculo em tensão gerando a zona primária da lesão no tórax.

CAPÍTULO 14

Anatomia e biomecânica do quadril

Entenda a zona primária da lesão em fossa ilíaca

Quando a zona primária da lesão se encontrar na fossa ilíaca, deve-se verificar possível tensão ou encurtamento do músculo psoas.

Avaliação do psoas

Antes da avaliação do intrigante psoas, compartilharei a biomecânica complexa desse músculo.

O psoas, em sua porção costal, origina-se em T12, passando por todos os processos transversos das vértebras lombares e discos intervertebrais. A origem do arco aponeurótico do diafragma reveste a porção cranial do psoas (nota-se forte ligação entre esses dois músculos), acabando por inserir-se no trocanter menor do fêmur. Já em sua porção ilíaca se origina na fossa ilíaca e pequena porção lateral da asa do sacro, inserindo-se através de um tendão comum com o psoas sobre o trocanter menor do fêmur.

Ao analisar melhor as direções das fibras musculares, percebe-se um músculo em forma de leque. Esse músculo tem suas fibras concentradas em sua parte terminal sobre a cabeça do fêmur. Assim, pode-se deduzir que sua força potencial e sua ação dinâmica se dão sobre o quadril. A direção das fibras musculares nesse momento faz toda a diferença. As origens são mais afastadas e as inserções mais concentradas. As fibras descem para fora, para baixo e para a frente à cabeça do fêmur, isso lhe confere a ação flexora de quadril. Ao passar pela frente da cabeça femoral, as fibras do iliopsoas seguem o trajeto para baixo, para fora e para trás dessa peça anatômica. Assim, pode-se dizer que esse músculo participa na adução de quadril, além de poder realizar rotação interna. Basta observar as fibras musculares. Sempre pensar na anatomia dessa musculatura para entender melhor sua ação que por vezes ainda é tão estudada.

Exemplo sobre um caso de psoíte. Como essa musculatura encontra-se dolorida, adota uma posição antálgica, contratura em concêntrica, ocasionando equilíbrio global, porém disfuncional ao indivíduo. Se o iliopsoas se encontra em contratura, apresentará, portanto, flexão de quadril. Essa flexão fará com que o indivíduo perca seu apoio máximo ao solo, dificultando seu equilíbrio postural. Com essas alterações, o indivíduo adota ainda uma posição de adução e rotação interna do quadril. Estando ele em posição de flexão, atuará juntamente com a cadeia de flexão com os retos abdominais, adotando então uma ação de flexão da coluna. Essa retificação lombar leva o ilíaco em posterioridade. Caso a posterioridade seja bilateral, apresentará retroversão pélvica. A partir de toda essa disfunção, pode-se pensar num ponto fixo do psoas na lombar em sua origem.

Mas esse músculo de tamanha complexidade também pode atuar juntamente à cadeia de extensão. Nesse caso, o ponto fixo agora se faz no quadrado lombar, uma vez que o membro inferior está apoiado no solo. Nessa parceria junto à cadeia extensora, o indivíduo apresentará hiperlordose lombar. Nessa manutenção do apoio ao solo concomitante à flexão de quadril causada pela contratura do psoas, quem atua como antagonista será o latíssimo do dorso contralateral, assumindo então essa postura extensora da coluna. Isso acontece na tentativa de harmonizar o eixo postural e garantir que não haja lesão por força excessiva rotacional das vértebras. Esse ponto fixo no quadril, mais precisamente periarticular à cabeça do fêmur, poderá mostrar um estado de coxoartrose. Uma das causas é o excesso de forças constante nessa articulação. As contraturas periarticulares dessa região se fazem a fim de limitar a mobilidade do quadril dentro de um perímetro antálgico.

Em resumo:
- Ponto fixo na lombar = psoas atuando com cadeia flexora = flexor da coluna lombar.
- Ponto fixo no quadril = psoas atuando com cadeia extensora = extensor e hiperextensor da coluna lombar.

Assim, deduzir que esse músculo em seu trajeto terminal (trocanter menor), onde há maior concentração de suas fibras musculares, responde tanto à estabilidade quanto à mobilidade do quadril. Ainda sim, existe um grupo muscular que atua em conformidade com o iliopsoas que não se pode negligenciar, dada sua importante relevância biomecânica que são os obturadores:
- Obturador interno: origina-se na face interna do ilíaco em torno do forame obturador e sua inserção é sobre a face interna do trocanter maior do fêmur, na fossa trocanteriana,

na parte superior do colo do fêmur. Na parte isquiopubiana ele se entremeia com o gêmeo superior e o inferior, tendo como ação a flexão do quadril colaborando com o iliopsoas. Nesse momento, como abdutor e rotador externo de quadril, também é analisado como retroversor de quadril.

- Obturador externo: origina-se nas bordas do forame obturador. Seguindo em seu trajeto, passa abaixo e atrás da cabeça do fêmur, inserindo-se em torno do colo femoral. É responsável pela flexão de quadril, abdução e rotação externa, também considerado um anteversor da pelve. Sua principal função, dada sua anatomia e fisiologia, é facilitar a centragem da cabeça do fêmur, quando atua em sinergia com o psoas. Ora, lembrar que o psoas passa à frente da cabeça femoral e o obturador externo passa atrás da cabeça femoral, portanto, trabalhando juntos em sinergia, centralizam essa peça anatômica.

A ação do obturador externo e do psoas, além de flexão, resulta em conferir coerência articular, eles funcionam como um ligamento ativo para a coxofemoral.

Quando em movimento amplo dessa articulação, como em flexão de quadril intensa e rápida, onde a cabeça do fêmur poderia ressaltar, entram em ação esses músculos, a fim de estabilizar e centralizar essa porção femoral.

Em extensão de quadril feita de maneira ampla e intensa, esse movimento produzido por bailarinos, por exemplo, é freado pelo enrolamento dos tendões flexores do iliopsoas e obturador externo em torno do colo e da cabeça do fêmur, a fim de evitar uma lesão.

Esses músculos podem ser considerados verdadeiros ligamentos ativos dessa articulação. Além de toda essa complexidade e funcionalidade brilhante, os obturadores ainda exercem papel de suspensores da pelve. Como pode, diante da ação da gravidade e o peso corporal (variável a cada indivíduo), a cabeça do fêmur se apresentar ainda em sua conformação redonda e uniforme?

É necessário um sistema de suspensão que seja capaz de absorver essas forças descendentes (ação do peso normal) e ainda dividir por toda a articulação. Os obturadores possuem uma bainha mais espessa com grande quantidade de tecido conjuntivo no ventre muscular.

Se analisarmos com cuidado, esses músculos abraçam o forame obturador formando um anel, anéis de suspensão. Por meio de suas características conjuntivas, esses são músculos que respondem bem às forças estáticas, também assegurando qualidade da conformação óssea da cabeça do fêmur (cabeça esférica), caso contrário poderíamos verificar um "platô femoral".

O estudo aprofundado e a compreensão do corpo humano por meio da anatomia, fisiologia e biomecânica sempre dará norte para um bom entendimento da funcionalidade desse corpo e uma boa conduta terapêutica. Portanto, fica claro que dificilmente encontraremos o psoas enfraquecido, já que trabalha junto a duas cadeias antagonistas, sendo um músculo em constante contração.

Exame palpatório do psoas

Posicionar o avaliado em decúbito dorsal e será encontrada sua espinha ilíaca anterossuperior. Após posicionar o polegar nesse ponto anatômico e o dedo indicador na cicatriz umbilical, será achado o meio dessa linha traçada entre o posicionamento dos dedos. Ao penetrar perpendicularmente com os dedos nesse ponto, solicitar ao avaliado que retire a cabeça da maca, a fim de certificar que não se está sobre a bainha do reto abdominal. Ao penetrar paralelamente com os dedos por fora do reto do abdome, nessa região será encontrada, em sua profundidade, o psoas em sua porção costal, verificando sua tensão. Esse exame poderá causar bastante desconforto ao avaliado em caso de tensão. Para avaliar o psoas e sua porção ilíaca, abraçar o osso ilíaco com o calcanhar da mão e flexionar os dedos beirando o osso ilíaco internamente, onde será analisada a tensão dessa porção ilíaca. Além disso, pode-se realizar o teste de Thomas para avaliar o possível encurtamento do músculo psoas.

Teste de Thomas

O avaliado deverá estar em decúbito dorsal. Solicitar que ele abrace um dos joelhos trazendo-o de encontro ao seu tórax e observar o outro membro inferior. Caso ele realize flexão do quadril, o teste é considerado positivo, sendo indicativo de encurtamento do músculo psoas.

Quando a zona primária da lesão se encontrar na fossa ilíaca, tanto o teste de Thomas quanto o palpatório deverão indicar possível tensão ou encurtamento do psoas.

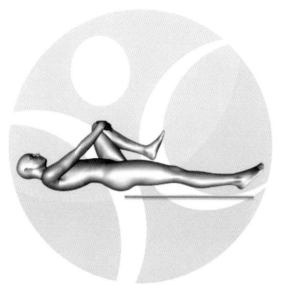

Figura 14.1 Teste normal. Observar que não há flexão da coxa que permanece apoiada na mesa durante essa manobra.

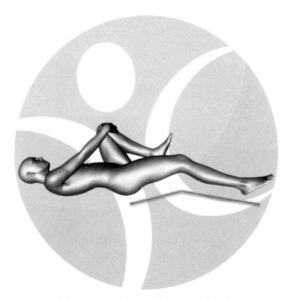

Figura 14.2 Teste de Thomas positivo. Observar a flexão da coxa enquanto o paciente realiza a flexão do quadril oposto.

CAPÍTULO 15

Avaliação das amplitudes dos movimentos articulares

A seguir, serão discutidas as amplitudes de movimento normais (ADM) para cada segmento articular, importantes dados para acompanhar a evolução de alunos que tiveram suas lesões devido a traumas e doenças degenerativas ou autoimunes, em que o ganho ou a perda da mobilidade articular é importante parâmetro para a evolução do tratamento ou progressão da doença. Porém, antes é importante entender quais os tipos de articulações, quais os movimentos realizam e dentro de qual plano e eixo esses movimentos articulares ocorrem. Segue, portanto, um quadro completo para tal entendimento.

A mobilidade é a condição necessária de um corpo executar movimentos em suas amplitudes de movimento, livres de qualquer restrição. A mobilidade está intimamente ligada às articulações. Para que esse corpo desempenhe bem seu papel biomecânico e funcional, é necessário que os componentes osteocinemático e artrocinemático estejam em plena sintonia.

Para Schneider et al. (1995), mobilidade é a capacidade para executar movimentos dentro de grande amplitude de movimentação. A mobilidade é um dos cinco elementos básicos que determinam o desempenho físico do indivíduo. A mobilidade pode ser dividida em dois componentes: flexibilidade e capacidade de extensão. A flexibilidade é uma característica das articulações e dos discos, enquanto a extensibilidade depende dos músculos, dos tendões, dos ligamentos e das cápsulas articulares.

O conceito da mobilidade está intimamente ligado ao conceito da estabilidade, cada articulação do corpo possui sua própria amplitude de movimento normal (ADM) por meio da qual cada articulação específica trabalha em seu curso de movimento, fator determinante para a mobilidade articular. Na amplitude intrínseca de movimento (ADM) está o conceito da estabilidade articular que pode ser definida como a capacidade de as articulações manterem bom posicionamento funcional por toda sua ADM (Burnstein e Wright, 1994).

As superfícies articulares com baixa resistência friccional (fricção e atrito resultantes de dois corpos que se deslizam) estão ligadas a menor número de lesões, já que o atrito articular menor permite uma ADM mais livre, especialmente em joelhos, tornozelos e ombros. Altos níveis de atrito gerarão desaceleração brusca que provocarão aumento dos níveis de força a cargas elevadas aplicadas aos tecidos corporais. Durante os movimentos normais articulares, em que o atrito seja baixo e o que tornará possível a ADM com resistência menor, o aumento do atrito articular pode favorecer o aparecimento de lesões como tendinites, por exemplo, onde haverá aumento da fricção articular de deslizamento entre as bainhas e tendões.

As lesões também podem aparecer quando a ADM de uma articulação sobrepuja sua ADM normal, violando a normalidade, e esse controle é gerido por alguns efeitos mecânicos combinados, são eles:

1. Grau de congruência óssea.
2. Contenção gerada pelos ligamentos, cápsulas articulares, estruturas fasciais.
3. Ação dos músculos periarticulares.

As articulações podem ser classificadas de acordo com sua capacidade individual de mobilidade-estabilidade, ou seja, articulações com mais congruência óssea, maior capacidade de contenção (musculares ou teciduais de outras estruturas, citadas acima), serão relativamente menos móveis e mais estáveis, ao contrário, articulações de menor congruência óssea com menor capacidade de contenção serão mais móveis e, por conseguinte, menos estáveis.

Segundo Tom Myers, as articulações variam dentro dessa capacidade de mobilidade-estabilidade para produzir excelência e eficiência articular, ou seja, uma articulação mais estável e seguida por uma articulação mais móvel, e assim por diante. Essa característica adicionará ao esqueleto, de forma geral, capacidades de mobilidade com segurança. Com isso, há articulações podais muito móveis, pois são elas que lidam com as reações de equilíbrio corporal, seguidas de uma articulação mais estável (tornozelo), que terá em sua continuação a articulação do joelho (muito móvel), quadril estável, e assim por diante.

Dentro do conceito da mobilidade, não posso deixar de citar as classificações das mobilidades articulares.

Quadro 15.1 Movimentos articulares primários em seus planos.

Articulação	Movimento articular	Plano de ação
Quadril	Flexão-extensão	Sagital
	Abdução-adução	Frontal
	Rotação interna-externa	Transversal
Joelho	Flexão-extensão	Sagital
Tornozelo	Flexão plantar-dorsiflexão	Sagital
Ombro	Flexão-extensão	Sagital
	Abdução-adução	Frontal
	Rotação interna-externa	Transversal
	Flexão horizontal-extensão	Transversal
Cotovelo	Flexão-extensão	Sagital
Radioulnar	Pronação-supinação do antebraço	Transversal
Punho	Flexão-extensão	Sagital
	Desvio ulnar-radial	Frontal
Intervertebral (coluna vertebral)	Flexão-extensão	Sagital
	Flexão lateral	Frontal
	Rotação	Transversal

Mobilidade osteocinemática

A mobilidade osteocinemática está relacionada com os movimentos articulares de grande amplitude (exemplo: flexão de joelho, extensão do cotovelo, rotação da coluna cervical etc.).

Mobilidade artocinemática

Os movimentos artrocinemáticos são os movimentos ocorridos no interior da articulação e eles descrevem a distensibilidade na cápsula articular, permitindo que os movimentos fisiológicos ocorram ao longo da amplitude de movimento sem lesar as estruturas articulares. São cinco os movimentos artrocinemáticos: giro, rolamento, tração, compressão e deslizamento.

Rolamento – durante o rolamento um osso rola sobre o outro.

Deslizamento – durante o deslizamento um osso desliza sobre o outro.

Compressão – gera diminuição no espaço articular entre as partes ósseas.

Tração – o movimento de tração gera o afastamento das superfícies articulares.

Quadro 15.2 Resumo da estrutura e do movimento das articulações (todos os movimentos começam a partir da posição anatômica da pelve e extremidade inferior).

Articulação	Classificação estrutural	Movimento articular	Plano de ação	Características axiais e planares
Sacroilíaca	Sinovial (plano)	Deslizante		Não axial e não planar
Sínfise púbica	Sínfise	Distração, separação durante o trabalho de parto		
Cíngulo do membro inferior (estrutura pélvica) (movimento da pelve em relação ao fêmur)	Sinovial (esferóidea)	Inclinação anterior, inclinação posterior, inclinação lateral para a direita, inclinação lateral para a esquerda, rotação para a direita e rotação para a esquerda	Sagital Frontal Transversal	Triaxial e triplanar
Quadril (movimento do fêmur)	Sinovial (esferóidea) (Começando com 90° de flexão do quadril)	Flexão, extensão, hiperextensão, abdução, adução, rotação interna (medial), rotação externa (lateral), abdução horizontal (extensão), adução horizontal (flexão)	Sagital Frontal Transversal	Triaxial e triplanar
Patelofemoral	Sinovial (plano)	Deslizante		Não axial e não planar
Tibiofemoral (joelho)	Sinovial (bicondilóidea)	Flexão, extensão, rotação interna (medial), rotação externa (lateral) (com o joelho flexionado)	Sagital Frontal	Biaxial e biplanar

Articulação	Classificação estrutural	Movimento articular	Plano de ação	Características axiais e planares
Tornozelo	Sinovial (gínglimo – em dobradiça)	Dorsiflexão, flexão plantar	Sagital	Uniaxial e uniplanar
Subtalar	Sinovial (plano)	Inversão, eversão	Frontal	Uniaxial e uniplanar
Intertársica	Sinovial (plano)	Deslizante		Uniaxial e uniplanar
Tarso-metatársica	Sinovial (plano)	Deslizante		Uniaxial e uniplanar
Metatarso-falangeana	Sinovial (condilóidea)	Flexão, extensão, hiperextensão, abdução e adução	Sagital Transversal	Biaxial e biplanar
Inter-falangeana	Sinovial (gínglimo – em dobradiça)	Flexão, extensão	Sagital	Uniaxial e uniplanar

Quadro 15.3 Resumo da estrutura e do movimento das articulações – extremidade superior.

Articulação	Classificação estrutural	Movimento articular	Plano de ação	Características axiais e planares
Esternoclavicular (cíngulo ao membro superior – cintura escapular)	Sinovial (esferóidea)	Rotação anterior Rotação posterior Rotação ascendente Rotação descendente Abdução Adução	Sagital Frontal Transversal	Triaxial e triplanar
Acromio-clavicular	Sinovial plano	Deslizante	–	Não axial e não planar
Glenoumeral (ombro)	Sinovial esferóidea (começando com 90º de flexão do ombro)	Flexão Extensão Hiperextensão Abdução Adução Rotação interna medial	Sagital Frontal Transversal	Triaxial e triplanar

(*Continua*)

Avaliação das amplitudes dos movimentos articulares

Quadro 15.3 Resumo da estrutura e do movimento das articulações – extremidade superior. (*Continuação*)

Articulação	Classificação estrutural	Movimento articular	Plano de ação	Características axiais e planares
Glenoumeral (ombro) (*continuação*)		Rotação externa lateral Abdução horizontal (extensão) Adução horizontal (flexão)		
Cotovelo	Sinovial gínglimo – em dobradiça	Flexão Extensão	Sagital	Uniaxial e uniplanar
Radioulnar	Proximal: sinovial em pivô Média: sindesmose Distal: sinovial em pivô	Pronação Supinação	Transversal	Uniaxial e uniplanar
Radiocárpica (punho)	Sinovial condilóidea	Flexão Extensão	Sagital	Biaxial e biplanar
		Hiperextensão Desvio radial (abdução) Desvio ulnar (adução)	Frontal	
Intercárpica	Sinovial plano	Deslizante	–	Não axial e não planar
Carpometacárpica	Sinovial plano	Deslizante	–	Não axial e não planar
Metacarpofalangeana	1 Polegar: sinovial em sela 2 a 5: Sinovial condilóidea	Flexão Extensão Hiperextensão Abdução Adução	1 Frontal 2-5: Sagital 1 Sagital 2-5: Frontal	Biaxial e biplanar
Interfalangeana	Sinovial gínglimo – em dobradiça	Flexão Extensão	Sagital	Uniaxial e uniplanar

Quadro 15.4 Resumo da estrutura e do movimento das articulações – cabeça, pescoço e tronco.

Articulação	Classificação estrutural	Movimento articular	Plano de ação	Características axiais e planares
Temporomandibular	Sinovial condilóidea	Elevação Depressão Protração Retração	Sagital Transversal	Biaxial e biplanar
Atlanto-occipital	Sinovial gínglimo em dobradiça	Flexão Extensão	Sagital	Uniaxial e uniplanar
Coluna vertebral: atlantoaxial	Sinovial em pivô	Rotação direita Rotação esquerda	Transversal	Uniaxial e uniplanar
Corpos vertebrais e processos articulares sinoviais planos		Flexão Extensão Hiperextensão Flexão lateral direita Flexão lateral esquerda Rotação direita Rotação esquerda	Sagital Frontal Transversal	Triaxial e triplanar
Costovertebral	Sinovial plano	Deslizante		Não axial e não planar
Esternomanubrial	Sínfise	O ângulo esternal aumenta O ângulo esternal diminui		Não axial e não planar
Intercraniana	Sutura	Nenhum		

A partir do entendimento exposto, agora analisar as amplitudes de movimento normais para cada movimento articular. Nesse momento, será discutido um pouco sobre o conceito da flexibilidade, pois são os músculos que movem as superfícies articulares.

Segundo a NASM (2012), a flexibilidade pode ser simplesmente descrita como a capacidade de movimentar a articulação em ângulo completo de amplitude de movimento (ADM). A amplitude de movimento de uma articulação é determinada pela distensibilidade normal dos tecidos moles circundantes a ela. O controle otimizado do movimento é descrito como amplitude de movimento dinâmica, que passa a ser a combinação da flexibilidade e a capacidade do sistema nervoso de controlar a amplitude de movimento de maneira eficiente.

A flexibilidade relaciona-se com o tecido mole, principalmente os músculos. Pode ser definida como a capacidade de distinção normal de todos os tecidos moles que permitirão a total amplitude de movimento de uma articulação. Quando os músculos são recrutados, devem ser capazes de se mover livremente em todas as direções e sentidos controlados pelo SNC (*Personal TrainerEducation – II Course Manual*, 2009).

Para Barbanti et al. (2010), a flexibilidade é uma propriedade intrínseca dos tecidos moles do corpo que determinam a amplitude de movimento conseguida em uma articulação ou em um grupo delas, ou seja, transitam pelo conceito da viscoelasticidade dos músculos, ligamentos, fáscias e outros tecidos.

Enquanto a flexibilidade é a capacidade de um músculo se alongar, a mobilidade possui conceito mais amplo, pois envolve, além dos músculos, também as articulações. Além desse fator, a mobilidade é mais inclusiva ao demonstrar a liberdade de movimento, em seguidos complexos articulares. Segundo Cook (2003), um agachamento somente poderá ser classificado como excelente quando o executante for capaz de gerir o controle das várias articulações envolvidas. Observar que um simples agachamento envolve múltiplas articulações corporais e diversos músculos, que devem ter seu máximo controle para que o movimento gerido seja satisfatório.

A flexibilidade é um componente importante para todo programa de treinamento (NASM, 2012; Boyle et al., 2011; Barbanti et al., 2010; Gambeta et al., 2010; Cook, 2002; Kisner e Colby, 2009; Signorile et al., 2011). Contudo, pesquisas recentes não associam a falta de flexibilidade ao aparecimento das lesões. Segundo Stuart McGuill, a qualidade da flexibilidade do músculo está mais intimamente ligada à sua capacidade de relaxamento, pois quanto mais rapidamente esse músculo se relaxar após a contração, maior a capacidade de realizar nova contração efetiva. Essa questão será discutida mais adiante, após entendermos o princípio mecânico da força muscular.

Quadro 15.5 Amplitude de movimento (ADM) média das articulações.

Articulação	Movimento articular	ADM, graus
Quadril	Flexão	90-123
	Extensão	10-30
	Abdução	40-45
	Adução	10-30
	Rotação interna (medial)	35-45
	Rotação externa (lateral)	45-50
Joelho	Flexão	120-150
Tornozelo	Flexão plantar	20-45
	Dorsiflexão	15-30
Ombro	Flexão	130-180
	Extensão	30-80
	Adução	170-180
	Abdução	50
	Rotação interna medial	60-90
	Rotação externa lateral	70-90
	Flexão horizontal (adução)	135
	Extensão horizontal (abdução)	45
Cotovelo	Flexão	140-160
Radioulnar	Pronação do antebraço	80-90
	Supinação do antebraço	80-90
Coluna cervical	Flexão	40-60
	Hiperextensão	40-75
	Flexão lateral	40-45
	Rotação	50-80
Coluna toracolombar	Flexão	45-75
	Hiperextensão	20-35
	Flexão lateral	25-35
	Rotação	30-45

CAPÍTULO 16
Unidade cervical

Impossível falar da região cervical sem citar sua ligação neurológica que também deverá ser avaliada caso o aluno apresente alterações de sensibilidade, típicas em herniações.

Com relação às alterações neurológicas geradas por hérnias cervicais de C5 até T1, os sintomas se manifestarão por meio do plexo braquial, que inerva todo o membro superior, segue a distribuição sensitiva do plexo braquial e de todos os dermátomos corporais. Os dermátomos são as regiões da pele inervadas pelos diferentes pares de nervos que emergem da coluna vertebral. Portanto, existem 31 pares diferentes de nervos e, por conseguinte, também 31 dermátomos espalhados por todo o corpo:

- Membros inferiores: contêm as regiões inervadas pelos nervos mais baixos, de L1 a S1.
- Membros superiores: são inervados pelos nervos de C3 a T1.
- Tórax: são as regiões inervadas por nervos de T2 a T12.
- Rosto e cervical: são especialmente inervados pelo nervo trigêmeo de C1, mas também possuem inervação de C2.

Os dermátomos são utilizados para identificar a presença de alterações ou compressões na medula, pois, caso surjam alterações anormais na pele, é mais fácil identificar qual o local da medula em que pode estar o problema, de acordo com a região da pele afetada.

A figura mostra a distribuição dos dermátomos que indicará as verdadeiras hérnias de disco.

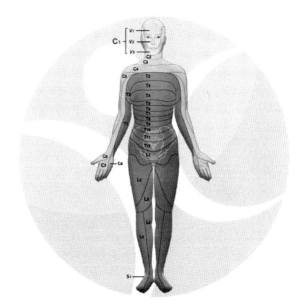

Figura 16.1 Dermátomos correspondentes.

CAPÍTULO 17
Testes especiais

Unidade cervical

Teste de compressão – para o teste, posicionar o aluno sentado e exercer pressão vertical sobre o topo de sua cabeça. Caso o avaliado relate desconforto doloroso aumentado, seja na cervical, seja nos membros inferiores, observar o local onde a dor é exacerbada e a relacionar com os dermátomos já citados, o que indicará comprometimento nervoso referente ao mesmo dermátomo.

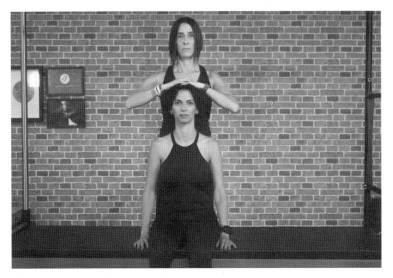

Figura 17.1 Teste de compressão.

Teste de Valsalva – nesse teste, o avaliado deve estar sentado. Solicitar-lhe para prender a respiração e realizar uma força como se quisesse evacuar. No caso do agravamento da dor, solicitar que o avaliado indique o local onde a dor se manifestou e realizar a correlação ao dermátomo correspondente, indicando a localização de hérnia ou possível tumor se encontra.

Teste de deglutição – dificuldades em deglutição podem ser indicativas de hérnias cervicais anteriores, tumores também anteriores ou problemas na tireoide.

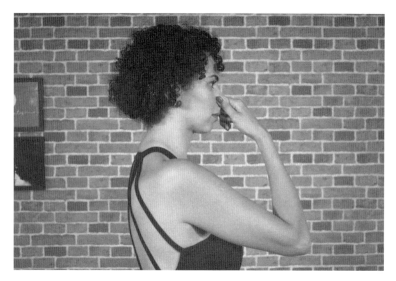

Figura 17.2 Teste de Valsalva.

Teste de Adson – nesse teste avaliar se há compressão da artéria subclávia, seja pela primeira costela, seja por tensão excessiva dos músculos escalenos. Para o teste, posicionar o aluno sentado, palpar o pulso radial do lado a ser avaliado, abduzir, estender e rotacionar externamente o ombro do membro superior que está sob avaliação, em seguida solicitar que o aluno realize uma apneia e rotacionar a cervical para o lado que está sendo avaliado. O profissional então perceberá se há diminuição ou mesmo ausência do pulso radial, indicando, caso isso ocorra, compressão da artéria subclávia, muito comum na síndrome do desfiladeiro torácico, tornando o teste essencial para a confirmação da síndrome.

Unidade pélvica

Teste de Thomas – já descrito anteriormente, tem como objetivo encontrar possíveis contraturas, tensões ou encurtamentos do músculo psoas.

Teste de Trendelenburg – teste específico para avaliar a capacidade de manutenção estável do quadril dada pelo músculo glúteo

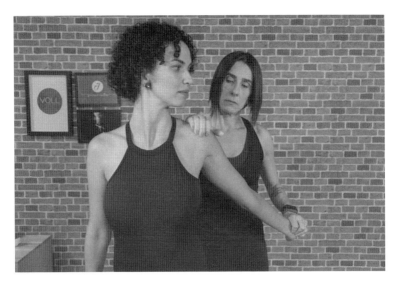

Figura 17.3 Teste de Adson.

médio. Com o avaliado em pé e o profissional posicionado atrás do aluno, solicitar que ele retire um dos membros inferiores do solo. Caso a pelve que está sem o apoio plantar se mantenha na mesma altura ou abaixe é indicativo de Trendelenburg positivo, indicando que o glúteo médio do lado onde o pé continua em contato com o solo está hipotônico e enfraquecido.

Dentro da unidade pélvica não se pode negligenciar a articulação sacroilíaca e seus importantes testes:

Teste de mobilização pélvica – o aluno deverá estar em decúbito dorsal, o profissional posicionará suas mãos sobre as cristas ilíacas, de forma que seu polegar recaia sobre as espinhas ilíacas anterossuperiores (EIAS), em seguida exercer força importante sobre a pelve. Caso o aluno refira dor, interpretar o teste como possível falta de mobilidade na região sacroilíaca.

Teste de Patrick ou de Fabere – posicionar o aluno em decúbito dorsal. Posicionar o pé do aluno do lado a ser testado, logo abaixo ao joelho oposto. Portanto o membro inferior em teste estará em rotação externa, flexão e abdução do quadril. Caso o aluno relate

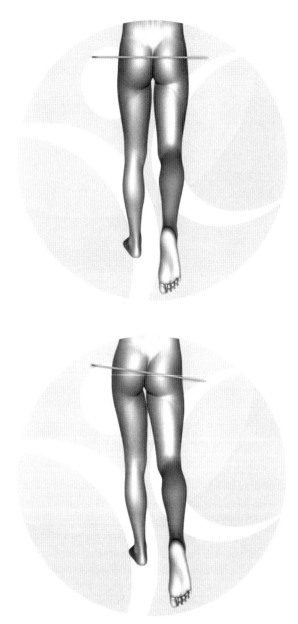

Figura 17.4 Teste de Trendelenburg.

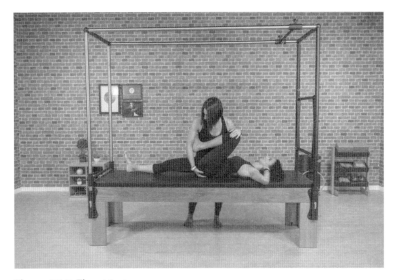

Figura 17.5 Thrust teste.

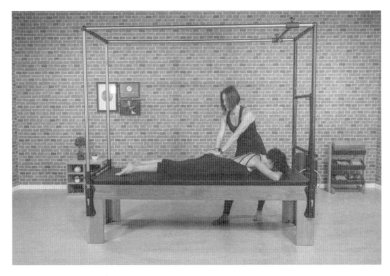

Figura 17.6 Teste de compressão.

Testes especiais

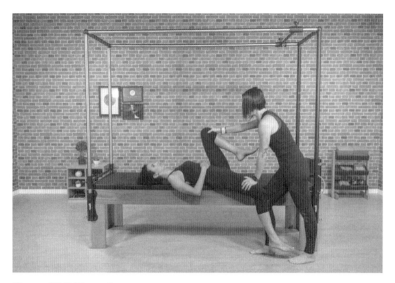

Figura 17.7 Texte do psoas.

dor na região inguinal, há possível disfunção na articulação coxofemoral. Seguir o teste posicionando uma das mãos sobre a EIAS oposta ao teste para fixá-la e a outra mão estará sobre o joelho do aluno do lado testado, aumentando a pressão no joelho e na EIAS em direção à maca. Caso o aluno se queixe de dor, há disfunção na articulação sacroilíaca.

Teste de *downing* – já descrito anteriormente.

Unidade joelho

Testes de estabilidade articular – para os ligamentos colaterais, o aluno deverá estar em decúbito dorsal, o joelho a ser testado deverá estar em ligeira flexão, uma das mãos do profissional a realizar o teste deverá estar posicionada na face interna da tíbia, de modo que o cotovelo do avaliador estabilize o tornozelo do aluno para que não se mova. A outra mão ficará posicionada na cabeça da fíbula do avaliado, a partir de então realizar pressão no joelho medialmente. Ainda, concomitantemente, realizar pressão de mesma intensidade

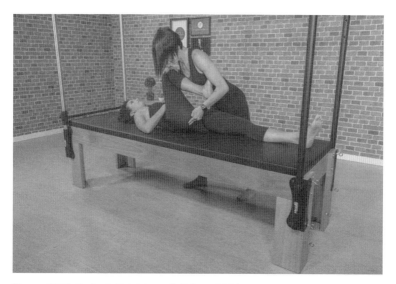

Figura 17.8 Teste de Patrick ou de Fabere (Fair).

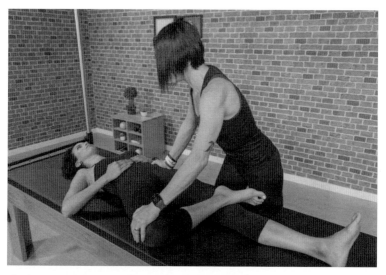

Figura 17.9 Teste de Patrick ou de Fabere (Faber).

lateralmente no tornozelo, palpar a linha articular medial em busca de alguma lacuna que possa estar visível. Caso haja essa lacuna, interpretar o teste, entendendo que o ligamento colateral medial não possui sustentação suficiente. Já para testar a estabilidade da face lateral do joelho, portanto, o ligamento colateral lateral, inverter o teste.

Para testar o ligamento cruzado anterior do joelho, o avaliado deverá estar em decúbito dorsal com os joelhos fletidos e os pés apoiados na maca. O avaliador se posicionará de frente para o aluno envolvendo seu joelho com ambas as mãos. A partir de então o profissional exercerá uma tração da tíbia em direção caudal. Caso a tíbia deslize para a frente exibindo uma lacuna, o ligamento cruzado anterior encontrar-se-á rompido, também conhecido como teste da gaveta anterior. Realizar também o teste da gaveta posterior para avaliar o ligamento cruzado posterior, nesse caso a tíbia deverá ser submetida a uma pressão cranial.

Teste de Apley – também conhecido como teste de compressão, é útil para guiar o profissional do movimento em possível ruptura de menisco. O aluno ou paciente estará em decúbito ventral com o membro inferior a ser testado com 90° de flexão de joelho e seu pé em flexão dorsal, pois será o ponto de fixação para a realização do

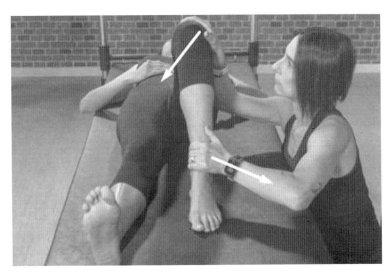

Figura 17.10 Teste de estabilidade articular.

teste. O profissional exercerá forte pressão sobre a face plantar do pé do avaliado em direção à maca. Simultaneamente, o avaliador realizará a rotação externa e interna do tornozelo. Caso esse relate dor, poderá ser indicativo de lesão meniscal. Caso a dor referida for na face mediana do joelho, indica lesão do menisco medial, assim como o contrário.

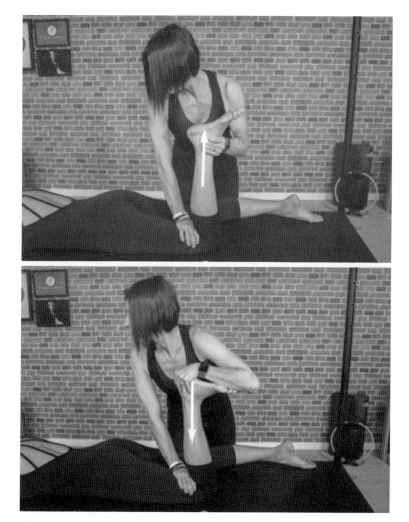

Figura 17.11 Testes de Apley.

Testes do ombro

Teste de Yergason – nesse teste, avaliar a estabilidade do tendão do bíceps no sulco bicipital. Para tanto, sentar o aluno que deverá estar com 90° de flexão de cotovelo e seu membro superior junto ao corpo. O avaliador deve, com uma de suas mãos, fixar e tracionar o cotovelo do aluno em direção caudal e com a outra mão abraçar o punho do avaliado e realizar rotação externa do ombro. Caso o aluno refira dor durante o teste, haverá instabilidade no tendão bicipital.

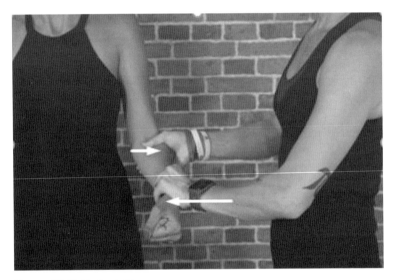

Figura 17.12 Teste de Yergason.

Teste da queda do braço – com o aluno sentado, solicitar-lhe para realizar a abdução do ombro do membro superior em teste e, em seguida, aduzir vagarosamente o ombro em teste de encontro ao tronco. Caso haja rupturas no tendão do supraespinhoso, em torno de 90°, o membro superior tenderá a cair bruscamente, sendo o aluno incapaz, portanto, de sustentar o membro superior em abdução de ombro.

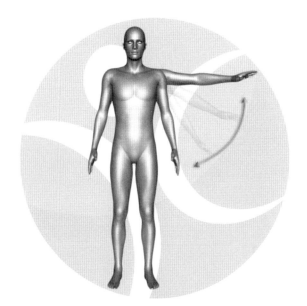

Figura 17.13 Teste da queda do braço.

Conclusão

Já sabemos onde se encontra a dor e se a lesão começou abaixo dela indica lesão ascendente. Ao contrário, se começou acima da dor é uma lesão descendente.

Sabe-se também onde a lesão se iniciou, quais cadeias musculares das unidades tronco, pescoço, membros inferiores e quadril estão tensas. O posicionamento do ilíaco como estará, tendo-se questões viscerais afloradas, ficando assim muito fácil montar o quebra-cabeça do esquema corporal.

Ao contrário, se a lesão se iniciou por traumatismo, quais avariações esse traumatismo está submetendo a biomecânica corporal e como identificá-las.

A avaliação postural é fator essencial para descobrir onde estão as compensações do aluno. Mas também devem-se saber quais musculaturas podem ser causadoras do problema. Por isso, recomenda-se continuar sua avaliação, de acordo com a necessidade individual de cada aluno. É por isso que sigo descrevendo testes específicos e articulares para a complementação de seu exame fechando o diagnóstico funcional.

Somente diante de uma avaliação completa nosso programa de reabilitação ou condicionamento físico estará direcionado e com dados mais próximos à necessidade de seu aluno.

Logo, mãos à obra! Sucesso a todos.

Referências bibliográficas

Bertherat T. O corpo tem suas razões: antiginástica e consciência de si. 21ª ed. São Paulo: Editora WMF Martins Fontes; 2010.

Beziers MM. A coordenação motora: aspecto mecânico da organização psicomotora do homem. 3ª ed. São Paulo: Summus; 1992.

Binfait M. Os desequilíbrios estáticos fisiologia, patologia e tratamento fisioterápico. São Paulo: Summus; 1995.

Blandaime CG. Anatomia para o movimento: introdução à análise das técnicas corporais. 4ª ed. Barueri, SP: Manole; 2010.

Blandine CG. Exercícios abdominais sem risco. Barueri, SP: Editora Manole; 2013.

Busquet L. As cadeias musculares – membros inferiores. Vol 4. Belo Horizonte; 2001.

Busquet L. As cadeias musculares – tronco, coluna cervical e membros superiores. Vol 1. Belo Horizonte; 2001.

Busquet L. As cadeias musculares – lordoses, cifoses, escolioses e deformações torácicas. Belo Horizonte; 2001.

Busquet-Vanderheyden M. As cadeias fisiológicas: a cadeia visceral: abdômen/pelve: descrição e tratamento. Vol 1. 2a ed. Barueri, SP: Manole; 2009.

Busquet-Vanderheyden M. As cadeias fisiológicas: a cadeia visceral: tórax, garganta, boca. Vol VII. Barueri, SP: Manole; 2009.

Ferreira M, Santos P. Princípios da fisiologia do exercício no treino dos músculos do pavimento pélvico. Acta Urológica. 2009; 26, 3:31-38.

Ferreira M, Santos P, Lederman E. O mito da estabilização do tronco. 2010.

Godelieve DS. Cadeias musculares e articulares: o método G.D.S. São Paulo: Summus; 1995.

Kapandji IA. Fisiologia articular: esquemas comentados de mecânica humana. Vol 3. 6ª ed. São Paulo: Guanabara Koogan; 2009.

Piret S. A coordenação motora – aspecto mecânico da organização psicomotora. Perdizes, SP: Summus Editorial; 1992.

Souchard PE. O diafragma. São Paulo: Summus; 1989.

Impresso por :

Tel.:11 2769-9056